RITMI CIRCADIANI
&
OROLOGI BIOLOGICI

*Il potere del quando
mangiare, dormire e fare sport*

Geena Rivera

SOMMARIO

Introduzione

Per la maggior parte delle persone, la *vita perfetta* è intrinsecamente somigliante all'idea della vacanza nel luogo ideale dell'immaginario collettivo. Palme altissime, mare cristallino, quiete, fine sabbia bianca, albe e tramonti mozzafiato, buon cibo fresco, libertà finanziaria. Pace.

Una persona su due vorrebbe vivere in questo modo, a stretto contatto con la Natura, con quella *Madre Terra* che invece, per la maggior parte del tempo, trascuriamo assorbiti pienamente dai ritmi frenetici della quotidianità.

La necessità di adeguarsi ad una società che si modernizza alla velocità della luce, non lascia spazio all'uomo di fermarsi, respirare e domandarsi: *queste convenzioni sociali, le condivido? Come mi sento al mattino quando apro gli occhi? Sono felice? Questi ritmi, sono i miei ritmi?*

L'equilibrio interiore e individuale di ciascun essere vivente è strettamente interconnesso con la Natura e il tempo che essa detta.

Nella sua maestosità, bellezza e mutevolezza, la Natura ha dato modo alle specie animali e vegetali di adattarsi, di stare al suo passo, abituando ogni forma di vita al cambiamento.

Tutto in funzione di una stabilità e di un equilibrio sacro che regola le leggi e l'armonia dell'Universo.

In questo fine meccanismo di bilanciamento e convivenza, l'uomo tende, per imprecisati motivi, a condurre una vita completamente scollegata dai ritmi naturali, sia ambientali che propri. Ed ecco che il suo stato di *Benessere* si sgretola, viziato da abitudini e stile di vita disordinati, da tempi delle giornate dilatati, dove si vive fino a tarda notte e si dorme poco di giorno, arrancando per la mancanza di energia e di entusiasmo.

L'essere umano è una creatura diurna che si è dovuta adattare al cambiamento sociale, disallineandosi con il ritmo ambientale e naturale. Lavori su turni o notturni, attività di svago che si protraggono fino all'albeggiare, tecnologie, luci, cibo scadente e sedentarietà hanno reso l'uomo, la macchina perfetta, un soggetto che quotidianamente lotta per un *Equilibrio Bio-Psico-Energetico*, con l'ambizione di vivere in quel luogo ideale dove tutto è quiete e pace. Un'ambizione che dura come da Natale a Santo Stefano perché basta veramente poco per perdere il focus ed essere fagocitati nuovamente dai pensieri e dalle ansie quotidiane.

Quell'isola felice, dove tutto scorre nella piacevolezza naturale del cambio dei colori di luce, di alba e tramonto, è possibile. *È qui e ora.* Per trovarla non serve necessariamente viverla sul posto. Bisogna iniziare a viverla sulla propria pelle, prendendo ciò che la rende bella in sé più del luogo stesso: *il flusso del tempo*. La bellezza di seguire il ritmo che detta la Natura, quei cicli che biologicamente predispongono alla calma, alla salute e al buon umore.

Il tempo è il bene più prezioso, rispettarlo vuol dire onorare la sacralità della Vita.

Anche il nostro corpo, biologicamente, è scandito da "orologi interni" che inviano segnali e input a tutti gli organi in diversi momenti della giornata, per garantire benessere e sopravvivenza. Ogni organo, in orari diversi e in modo del tutto autonomo, saprà cosa produrre e come comportarsi nell'arco delle 24 ore.

Lo stomaco, ad esempio, sospenderà le funzioni digestive la sera, per lavorare invece appieno la mattina e pomeriggio, momenti in cui il nostro corpo ha bisogno di più energia per svolgere attività motorie o di concentrazione.

La temperatura del corpo, invece, sarà più alta nel pomeriggio e tenderà ad abbassarsi al mattino, quando il cortisone endogeno sarà presente in concentrazione maggiore nel sangue.

Non siamo noi, quindi, a pilotare coscientemente il battito cardiaco, la respirazione, la digestione e molte altre funzioni ma, bensì il nostro corpo che, come un robot, è in grado di autoregolarsi, sincronizzando le sue funzioni con il ritmo delle stagioni, della temperatura, dell'ambiente e con i cicli solari e lunari, in completa autonomia, diversamente dalla nostra coscienza che ignora tali leggi.

Conoscere i fini meccanismi che regolano il funzionamento del nostro corpo durante le varie fasi della giornata, ci permetterà letteralmente di *ri-nascere* in termini di salute biologica, fisica ed energetica.

La rotazione terrestre provoca l'alternarsi del buio e della luce. Questo fenomeno regola, in modo indiretto, il comportamento dell'organismo umano con le secrezioni ormonali, la risposta immunitaria, il ritmo cardiaco, il ciclo di sonno/veglia. Il legame tra i nostri ritmi vitali e i ritmi dell'ambiente determina in mondo intrinseco la qualità della nostra vita.

Vivere sincronizzando i ritmi che caratterizzano l'ambiente con quelli che scandiscono le nostre attività, permetterà nel breve tempo di acquisire maggiori risorse cognitive ed energetiche, beneficiando pienamente di ogni singola ora della giornata.

Armonia ed equilibrio, ecco di cosa ha bisogno l'uomo per *funzionare* al massimo e per farlo non serve vivere in quell'isola felice.

Il primo passo per acquisire consapevolezza è la conoscenza di noi stessi e dei nostri meccanismi biologici.

Il nostro viaggio, alla ricerca dell'equilibrio tra interno ed esterno, inizia dal *Sistema Nervoso Autonomo*.

Sistema Nervoso Autonomo

È una parte del nostro magnifico sistema nervoso. Viene chiamato *autonomo* perché opera da solo, indipendentemente dalla nostra volontà. Gestisce e controlla il 90% delle funzioni dei nostri organi e delle attività che svolge normalmente il nostro organismo.

In modo del tutto naturale respiri, in modo del tutto naturale il tuo sangue arriva al cuore per essere pompato, in modo del tutto *autonomo* i tuoi organi sono predisposti alla digestione. Pur non avendo il controllo di queste funzioni, è doveroso sapere come funzionano, per favorire e massimizzare lo stato di benessere del nostro corpo.

Il sistema nervoso autonomo si divide in due rami: *il sistema ortosimpatico*, o più comunemente conosciuto come *simpatico*; e quello *parasimpatico* o di attività *vagale*.

Lo stato di benessere è il bilanciamento perfetto tra questi due rami; la risposta del nostro corpo nell'attivare uno o l'altro in base all'occorrenza. Lo stato di malessere dell'individuo, invece, è direttamente proporzionale al mal funzionamento di questi due sistemi, soggiogati da cattive abitudini ed impulsi esterni e/o interni inopportuni. L'equilibrio, anche questa volta, è la chiave della salute.

Il Sistema Simpatico

Se il nostro corpo fosse un bolide, il sistema simpatico sarebbe certamente l'acceleratore. Ha origine nel midollo spinale ed ha la funzione principale di attivare i mutamenti fisiologici che avvengono nella reazione di attacco o fuga.

La sua attivazione si manifesta attraverso una serie di comportamenti tangibili:

- Aumento del battito cardiaco e dilatazione dei bronchioli: i muscoli ricevono più sangue e ossigeno per essere performanti.
- Dilatazione delle pupille: per avere una vista lucida e decidere dove scappare o in che modo difendersi.
- Secrezione di cortisolo e adrenalina: ormoni funzionali all'azione per un impulso energico.
- Respirazione accelerata: espellere gli scarti e ossigenare i muscoli.
- Inibizione delle attività gastrointestinali: trattenimento di urine e feci.

In una fase di fuga o attacco il nostro corpo non avrà bisogno di mangiare, digerire, o espellere i nostri rifiuti organici. Necessiterà invece di tutta l'energia e la concentrazione per combattere o fuggire, e per farlo coinvolgerà muscoli e organi producendo *catecolamine, adrenalina e cortisolo*, i mediatori chimici di questa risposta.

Davanti alle parole *fuga* o *attacco* non devi visualizzare eventi catastrofici. Ogni input esterno, ambientale o emotivo, suscita in noi una risposta e la secrezione di questi ormoni.

Un sistema simpatico iperattivo si manifesta con:

- Aumento della pressione arteriosa
- Aumento della sudorazione
- Vasocostrizione periferica (piedi e mani freddi)
- Stitichezza e cattiva digestione
- Colesterolo e glicemia alta
- Infiammazione cronica
- Sindrome metabolica
- Diminuzione della flessibilità muscolare con rischio di infortuni
- Insonnia
- Accumulo di grasso viscerale

Questi sono solo alcuni dei sintomi derivanti da un sistema simpatico iperattivo.

In questo quadro desolante le protagoniste indiscusse sono le abitudini acquisite e le emozioni.

Se le tue giornate sono scandite da emozioni negative come rabbia, frustrazione, ansia e tensione, probabilmente vivi in uno stato psicologico in cui ti senti sotto attacco. Il tuo sistema nervoso autonomo risponderà di conseguenza, stimolando il sistema simpatico che asseconderà questo tuo stato emotivo di allerta.

È facile intuire come questo squilibrio prolungato possa degenerare in problemi di salute rilevanti.

Ecco perché è fondamentale bilanciare i due sistemi, ed ecco perché, per tenere a bada lo stato di allarme, interviene il suo antagonista.

Il Sistema Parasimpatico

Tornando ai pedali automobilistici, il sistema parasimpatico o vagale è il freno. Ha origine nel midollo spinale sacrale e nel bulbo, che circondano fisicamente l'origine simpatica, ed agisce di concerto con il sistema nervoso simpatico.

A questo sistema sono associate tutte le funzioni di *recupero* e *riposo*. Si attiva nelle situazioni in cui siamo predisposti emotivamente alla calma e non si avvertono pericoli o attacchi.

Le funzioni e gli organi che governa sono:

- Diminuzione del battito cardiaco: siamo in modalità risparmio energetico.
- Secrezione di saliva e costrizione delle pupille: maggiore propensione a mangiare e dormire.
- Costrizione dei bronchi: perché serve meno ossigeno.
- Aumento delle funzioni gastro intestinali: per favorire i processi di digestione.
- Respiro profondo: per favorire la quiete e il senso di rilassatezza.

In questa fase domina il senso di riposo e calma. Siamo propensi ad una maggiore attenzione verso attività di piacere come mangiare, divertirsi, fare l'amore. Il nostro corpo ripristina le energie consumate e le sue normali funzioni intestinali per espellere gli scarti.

I mediatori ormonali sono *Ossitocina* e *Dopamina*, responsabili del miglioramento dell'umore.

I sintomi di questo meccanismo sono:

- Riduzione di stati emotivi negativi
- Rallentamento della respirazione
- Rilassamento muscolare
- Diminuzione del battito cardiaco
- Attivazione della funzione digestiva
- Dilatazione dei vasi sanguigni periferici (piedi e mani calde)
- Diminuzione della pressione arteriosa
- Riduzione della glicemia e del colesterolo
- Riduzione di stati infiammatori

Nel momento in cui le attenzioni del nostro corpo sono rivolte al recupero, predisponiamo la nostra macchina perfetta al riposo.

Per quanto possa sembrare naturale e fisiologico, il comportamento del sistema parasimpatico oggi è fortemente influenzato e condizionato dai tempi moderni in cui viviamo e che spingono, la maggior parte delle persone, verso una predisposizione a fenomeni emotivi di stress e ad un'iperattività del sistema simpatico.

Per scongiurare la possibilità di essere fagocitati da questo malfunzionamento e dai disturbi che ne conseguono, è importante bilanciare il funzionamento dei due sistemi.

Sistema Nervoso Autonomo e fattori esterni

Il Sistema nervoso autonomo, nonostante la sua indipendenza, è influenzato da fattori esterni che sono sotto il nostro potere decisionale.

Posso decidere se stare bene o male iniziando semplicemente a cambiare il modo di pensare, vedendo il bicchiere mezzo pieno. Questo input avrà uno stimolo sul mio sistema nervoso autonomo.

Posso decidere di mangiare sano e in orari specifici; di avere un contatto meno ossessivo verso i dispositivi elettronici; di fare sport in certe ore del giorno; di avere un approccio ai problemi o alla quotidianità diverso. *Ogni mia scelta influenzerà i due sistemi.*

Sistema simpatico e parasimpatico lavorano in direzioni opposte, in un'alternanza necessaria tra attività e recupero. Non si può tifare per uno piuttosto che per un altro.

Entrambi sono necessari, antagonisti ma assolutamente complementari.

Non puoi immaginare una vita continuamente bombardato da impulsi, lavoro, luci, social e allenamento se non compensi con riposo, recupero e ore di sonno ristoratore.

La condizione sociale di questi magnifici tempi moderni, dell'industrializzazione tecnologica, alimentare e di ogni forma, ha spinto, e continua a spingere, la civiltà verso uno stile di vita sempre più sregolato e sedentario. Stimoli che diventano abitudini nuove ma sbagliate che portano a un'iperattività del sistema nervoso simpatico a favore di uno squilibrio continuo che conduce all'inefficienza fisiologica, terreno fertile per l'insorgere di infiammazioni cellulari e malattie conseguenti.

Sono cambiati i tempi ma si sono stravolte anche le nostre abitudini giornaliere e quotidiane per assecondare il sistema sociale.

Voglio portarti un esempio. Dieci, quindici anni fa, i programmi in prima serata iniziavano alle otto e trenta. Otto e trenta, lo ricordi? Si presupponeva quindi che una famiglia si mettesse a tavola per cenare entro quell'orario, che guardasse magari quel dato programma televisivo entro e non oltre le dieci e mezza (ad eccezione di Sanremo) e che entro le undici fossero tutti a nanna.

I ritmi oggi si sono dilatati e, forse non è un caso che la sera i programmi televisivi inizino alle nove e mezza. Questa nuova programmazione trascina una persona verso ritmi diversi in modo del tutto inconsapevole. Probabilmente l'orario di cena avverrà un'ora dopo e, con molta probabilità, se vorrai vedere tutto il film in prima serata, andrai a nanna dopo la mezzanotte (complici le pubblicità). Eccezione per Sanremo, perché saranno già le tre di notte. Peccato che la mattina la sveglia suoni comunque alle sette e che, probabilmente, avendo dormito meno di cinque ore, tu sia più stanco della sera precedente.

Abbiamo adagiato le nostre vecchie abitudini su nuove che, spesso e inconsciamente, sono state imposte.

Prova ad immaginare questa giornata moltiplicata per una settima, un mese, un anno. Dieci anni. Una vita.

Non è possibile cambiare il funzionamento del nostro sistema nervoso, ma possiamo influenzarlo con input esterni adeguati per permettere che funzioni al meglio delle sue capacità, assecondando le sue normali secrezioni chimiche e funzioni.

Iniziare a cambiare piccole abitudini è fattibile. L'equilibrio tra i due sistemi deve essere quindi favorito dalle nostre scelte e decisioni.

Problemi di digestione sono legati spesso a una mancata risposta del sistema parasimpatico; problemi del sonno sono indice di un sistema simpatico che continua inesorabilmente a lavorare producendo cortisolo. E questo potrebbe dipendere proprio dal film che hai visto fino a tarda notte, come dal lavoro che ti sei trascinato fino a tarda sera, da un allenamento troppo intenso in un orario sbagliato, o semplicemente dai problemi e pensieri di natura quotidiana che ti bombardano di stress e ansia.

Bisogna prendere l'impegno di eliminare tutte le attività energiche prima del sonno, permettendo al nostro sistema nervoso autonomo di riprendere a funzionare alternando il sistema simpatico e parasimpatico in modo fisiologico.

In natura esistono il giorno e la notte. In natura il tuo corpo ti ha fornito un *orologio biologico*, scandito da due lancette, il sistema simpatico e parasimpatico.

Il sistema simpatico deve essere attivo e dominate la mattina, per predisporre l'organismo ad affrontare la giornata cedendo l'energia necessaria per svolgere tutte le attività che richiedono il tuo impegno, fisico e/o celebrale.

Il sistema parasimpatico, invece, deve essere attivo e dominante la sera, per predisporre l'organismo al ripristino delle energie e ricaricare le batterie.

Assecondare i due sistemi vuol dire assecondare i cicli di luce e buio. *Vivere in modo circadiano.*

Tieni il tempo: introduzione ai ritmi biologici

Osservando noi stessi e la natura, ci rendiamo conto che esistono fenomeni che coprono archi di tempo di diversa lunghezza e che ciclicamente si replicano. Ritmi brevi come la respirazione o il battito cardiaco, fenomeni che durano ore come il ciclo di sonno/veglia, fino ad eventi della durata di mesi, come nel caso delle stagioni. Governata da questo susseguirsi ciclico di stagioni e alternanza luce/buio, la vita sulla Terra si è evoluta nel corso di miliardi di anni, permettendo ad ogni organismo vivente di adattarsi.

Questi fenomeni periodici e ripetitivi hanno caratterizzato il metabolismo di piante, animali, esseri umani e perfino dei batteri, che hanno adattato i loro ritmi biologici in modo da sincronizzarli al moto di rivoluzione terrestre. La *cronobiologia* è la branca della biologia che studia l'adattamento degli organismi viventi in relazione ai ritmi lunare e solare. Tali cicli sono anche noti come *Ritmi Biologici*.

Parliamo di noi. Nella maggior parte dei casi siamo svegli di giorno e dormiamo la notte. In certi momenti della giornata sopraggiunge il senso di fame, e in altri siamo predisposti a rilassarci o essere in piena forza per svolgere attività fisiche e celebrali. Non si tratta solo di abitudini o convenzioni sociali, ed è facile rendersene conto a nostre spese non appena questo ritmo viene alterato, ad esempio, dal fuso orario o da un impiego lavorativo notturno.

Come risposta adattiva alle variazioni climatiche e luminose, abbiamo sviluppato degli *orologi biologici*: meccanismi endogeni regolati da interazioni molecolari, geni e proteine che dettano il tempo all'organismo. Questi scandiscono la nostra giornata, regolando i numerosi comportamenti e le variabili fisiologiche come la temperatura, lo stimolo della fame, la pressione sanguigna, il ciclo di sonno/veglia.

Alterare gli equilibri del nostro orologio biologico può compromettere il nostro stato di benessere, per questo motivo è bene conoscerlo e rispettarlo il più possibile. Ne gioveremo in termini di buona salute, miglioramento dell'umore e dal punto di vista estetico, se il nostro obiettivo è anche quello di rimettersi in forma.

In cronobiologia, da χρονοξ e βιοξ (tempo e vita), la quasi totalità dei ritmi biologici ha un andamento sinusoidale, caratterizzato da un picco minimo (nadir) e da uno massimo (acrofase), che si alternano in modo regolare a determinati intervalli di tempo.

La lunghezza del loro ciclo determina la loro classificazione:

- Ritmi ultradiani: periodo inferiore alle 24 ore.
- Ritmi circadiani: periodo di circa 24 ore.
- Ritmi infradiani: superiori alle 24 ore (circasettani-periodo di circa 7 giorni; circamensili -periodo di circa 30 giorni: circannuali-periodo di circa 12 mesi).

Breve storia della Cronobiologia

Le prime osservazioni sui ritmi biologici risalgono al secolo IV A.C. nell'antica Grecia ad opera di Androstene. In un documento riporta un'osservazione interessante: le foglie del tamarindo si aprono durante il giorno e si chiudono di notte.

Analoghi studi si trovano in diversi scritti di molti studiosi in tutte le epoche storiche, ma solo nel XVIII secolo sarà fatto un primo esperimento mirato per comprendere questi meccanismi.

Nel 1729, Jean-Jacques d'Ortous de Mairan, astronomo francese, iniziò ad analizzare il comportamento di una pianta, la *Mimosa Pudica*, le cui foglie si aprivano di giorno e chiudevano di notte.

De Mairan pone le piante in una fase di buio costante, della durata di giorni e si accorge che il movimento delle foglie, tuttavia, continua indisturbato. Aperte di giorno e chiuse di notte. Determinò per tanto che non vi fosse un collegamento reale e concreto con la luce dei raggi solari [1].

Esperimenti condotti in anni successivi dimostrano che i ritmi biologici di questa pianta rimangono invariati anche in presenza di una variazione di temperatura costante.

La prova che questo fenomeno derivi da un fattore *intrinseco* delle cellule e, quindi, non direttamente da fattori esterni, sarà provata solo agli inizi del 900 quando la presenza di questi ritmi innati viene dimostrata anche negli animali e nell'uomo.

Un curioso risultato di questi studi è che quando si passa da una condizione di alternanza buio/luce, ad una di buio e temperatura costanti, varia anche la durata dei ritmi giornalieri che possono risultare più o meno lunghi di 24 ore.

Questa scoperta porta alla nascita del vocabolo *circadiano*, dal latino *circa dies*, *circa un giorno*, termine coniato negli anni '50 dal biologo tedesco Franz Halberg, considerato uno dei padri della cronobiologia [2].

Nel 1960, a Cold Spring Harbor, viene tenuto il primo congresso internazionale di cronobiologia, considerato dagli scienziati una data storica in quanto, nei decenni successivi, si diedero forma e risposte riguardanti i meccanismi cellulari e molecolari degli orologi biologici [3-4].

Era ormai evidente che tutti gli animali e le piante possedessero un "orologio interno", e negli anni venne confermata la stessa tesi anche per i batteri.

Ritmi Circadiani

Viene spontaneo a questo punto chiedersi se *Ritmo Circadiano* e *Orologio biologico* siano la stessa cosa.

La risposta è no, ma tuttavia sono strettamente collegati.

I ritmi circadiani sono cambiamenti mentali, comportamentali e fisici che rispondono a fattori esterni come al rapporto luce/buio e alle variazioni di luce naturale e/o artificiale, all'incirca nell'arco delle 24 ore.

Gli orologi biologici invece sono responsabili del controllo della circadianità di questi ritmi e sono raggruppamenti di molecole presenti in tutto il corpo.

Da qui la definizione riportata sull'enciclopedia Treccani:

"Circadiano, ritmo: Ciclo che si compie all'incirca ogni 24 ore, con cui si ripetono regolarmente certi processi fisiologici. I ritmi circadiani sono regolati da fattori interni (orologio biologico) ed esterni (per es. luce e temperatura). Nelle piante, sono esempi i movimenti di apertura e chiusura degli stomi, così come l'apertura e la chiusura di certi fiori. Negli animali, seguono un ritmo circadiano il

ciclo sonno-veglia e la produzione di alcuni ormoni (per es. la melatonina secreta dall'epifisi) " [5].

Gli esseri umani e tutti gli organismi viventi presenti sulla Terra, hanno, quindi, un orologio biologico interno che, al trascorrere delle ore, si adatta alle diverse fasi della giornata per regolare funzioni chiave come il metabolismo, il sonno e i livelli ormonali. Questo è il motivo per cui quando non siamo allineati con l'ambiente esterno, ne risentiamo in termini di benessere fisico e mentale.

Basi biologiche del Ritmo Circadiano

La scoperta della presenza di ritmicità circadiana in ogni organismo vivente, porta a domandarsi quali siano le proteine e i geni che regolano questo meccanismo.

Negli ultimi sessant'anni, grazie agli esperimenti in campo della cronobiologia, sono state fatte importanti scoperte. Dopo attenta analisi e numerosi esperimenti si è giunti alla conclusione che i cicli di fame, sonno e molte altre funzioni vitali come i movimenti intestinali, la pressione sanguigna, la secrezione ormonale e via discorrendo, seguono un ritmo preciso nell'arco delle 24 ore.

Ogni organo segue un proprio *ritmo biologico* che può inviare impulsi agli organi vicini.

Il direttore d'orchestra di questi complessi meccanismi e scambi di informazioni è il *gene Clock*, la cui scoperta è attribuita al Dottor Joseph Takahashi nel 1994 [6].

Il percorso di questo orologio circadiano inizia dalla *retina*, che percepisce la mancanza o la presenza di luce e invia l'informazione all'ipotalamo nel cervello per giungere infine alle cellule dei singoli organi. A trasmettere il senso di sonnolenza e fame sono una serie di ormoni messaggeri.

La retina, punto di partenza della staffetta di informazioni, ci aiuta a comprendere meglio il legame strettissimo con il ciclo di giorno/notte.

Ma quali sono i meccanismi che regolano questa sorta di clessidra dei comportamenti biologici?

Il regolatore preciso proviene da una parte del nostro cervello: l'*ipotalamo*.

Quando un'onda luminosa entra in contatto con la nostra retina, questa invia un segnale neuronale che attiva i nuclei soprachiasmatici dell'ipotalamo, sede del *Master Clock*, da qui successivamente partono i messaggi ormonali rivolti al resto del corpo.

È scoperta recente che, per quanto il Master Clock sia definito il direttore d'orchestra del nostro orologio biologico, ogni organo ne possiede uno proprio, definito *clock periferico* con funzioni e sincronizzazione autonoma, nonostante venga influenzato dall'orologio principale.

Anche le singole cellule sono dotate di un proprio orologio (*clock molecolare*) atto a regolarizzare la trascrizione di migliaia di geni.

Altre strutture nervose che regolano le funzioni di questi straordinari ritmi sono l'epifisi e il nucleo soprachiasmatico dell'ipotalamo, che rispondo ai fattori fisici (ciclo luce/buio, temperatura, fasi lunari) e psicosociali (turnazione lavorativa, orario dei pasti, orario degli allenamenti, emozioni).

Il Nucleo Sopra-chiasmatico (NSC)

L'NSC, negli uccelli, nei mammiferi e nei roditori, risponde alla stimolazione del nervo ottico e all'illuminazione della retina. In sua assenza, a causa di deterioramento, è stato provato che comporta la totale assenza della circadianità dei ritmi in funzioni come: orario dei pasti, attività locomotoria, secrezione di melatonina. Ad oggi si crede che il Nucleo Sopra-chiasmatico, sia il *pacemaker endogeno* che regola tutti questi ritmi, che hanno inizio dall'impatto che la luce ha sul nervo ottico attraverso il tratto retinico-talamico che, a sua volta, genera un *output* atto al controllo del rilascio della melatonina e della secrezione ormonale ipofisaria [7-8].

Epifisi o Ghiandola pineale & Melatonina

L' epifisi è una piccola ghiandola situata nel sistema nervoso centrale alla base del cranio. Produce la *melatonina* che gioca un ruolo centrale all'interno del ciclo circadiano in quanto è l'ormone che ne regola il ritmo. La melatonina è presente ovunque, nei vegetali, nel latte e in tutti gli esseri viventi. La sua produzione è strettamente collegata alla luce. Lo stimolo luminoso viene trasmesso all'epifisi che ne inibisce la secrezione. Il buio al contrario ne stimola il rilascio, favorendo il riposo. I livelli notturni di melatonina infatti sono 10-20 volte superiori rispetto a quelli diurni.

Le principali funzioni assolte da questo ormone sono la regolazione del ciclo sonno/veglia, il ciclo della crescita/sviluppo, e l'invecchiamento. Carenze di melatonina determinano infatti uno stato di invecchiamento precoce.

La secrezione e la sintesi della melatonina sono regolate dalla percezione della luce. In condizioni di buio, il segnale che stimola la produzione della melatonina viene trasmesso al nucleo soprachiasmatico dell'ipotalamo in modo diretto attraverso la retina, dalla ghiandola pineale passa, quindi, rapidamente nel sangue attraversando tutte le membrane.

La pineale è un trasduttore neuroendocrino, ovvero converte un input nervoso (un neurotrasmettitore) in un output ormonale che va in circolo.

La melatonina agisce sul sistema immunitario ed endocrino e, presumibilmente, su quello nervoso essendo un modulatore dei ritmi circadiani; informa l'organismo delle mutazioni ambientali permettendo di adeguarsi al cambiamento. Ecco perché ha un ruolo di rilievo nella coordinazione dei bioritmi: *sincronizza gli stimoli esterni con quelli interni.*

I fattori che possono inibire la secrezione di questo ormone sono legati all'invecchiamento e agli stati patologici a carico del sistema immunitario (malattie autoimmuni, infezioni, cancro) e a carico del sistema nervoso (depressione).

In sintesi le azioni principali della Melatonina sono:

- Riequilibrio delle fasi sonno – veglia: esempio in caso di fuso orario e jet lag.
- Modulatore del processo del sonno.

- Modulatore dello stress: agisce come antagonista dell'eccesso di cortisolo.
- Migliora il sistema cardiovascolare e riequilibra il sistema immunitario.
- Effetto antinfiammatorio.
- Azione anti-invecchiamento e antiossidante.

L'Ipotalamo & la Serotonina

Gli impulsi elettrici della luce agiscono sull'*ipotalamo*, facendo aumentare i livelli di *serotonina*, neurotrasmettitore comunemente conosciuto come l'ormone del buon umore.

Per quanto ci siano pochi studi a riguardo, sembrerebbe esserci un collegamento diretto tra l'esposizione alla luce solare e il tono dell'umore. L'equazione è semplice: *poca luce=basso umore e viceversa*. Motivo per cui si spiega un tasso di suicidi e depressione maggiore in paesi con un irraggiamento solare basso.

La serotonina è stata scoperta per la prima volta a Roma nel 1938 dal farmacologo italiano Vittorio Ersparmer [9].

La serotonina è un neurotrasmettitore sintetizzato principalmente nell'apparato gastrointestinale e a livello del sistema nervoso centrale. Svolge numerose funzioni e interviene nella regolazione di importanti processi fisiologici quali il ciclo sonno/veglia, il mantenimento del ritmo circadiano, il senso di fame/sazietà, la motilità intestinale, il tono dell'umore, la memoria e il desiderio sessuale.

La serotonina comunica attivamente con:

- Apparato gastrointestinale: stimola l'attività della muscolatura enterica, favorendo la digestione.

- Sistema nervoso centrale:

  - Regola il buon umore: la serotonina è l'ormone del benessere e della felicità. Minori livelli sono associati a stati patologici di ansia, depressione e malessere generale.
  - Regola i cicli sonno/veglia: la serotonina è un precursore della melatonina, ormone prodotto e stimolato al buio. Rappresenta la base del ritmo circadiano dell'organismo in quanto responsabile del sonno.
  - Regola il senso di appetenza e sazietà: in maggiore concentrazione determina la precoce comparsa del senso di sazietà.
  - Aiuta la memoria: favorisce la concentrazione e i processi di apprendimento.
  - Desiderio sessuale: modula la libido. Eccessivi livelli di serotonina comportano iper-sessualità che può sfociare in atteggiamenti aggressivi.

- Piastrine e plasma: con la sua azione vasodilatatoria, abbassa la pressione arteriosa. Livelli insufficienti di questo neurotrasmettitore potrebbero provocare uno stato di ipertensione.

La serotonina può essere stimolata da semplici metodi in grado di ripristinare in breve tempo uno stato di benessere psicofisico:

- *Sport*: Il nostro stile di vita influisce e, non poco, sulla produzione di questo ormone. Non serve essere atleti, anche un'attività moderata è sufficiente per acquisire un nuovo stato di buon umore.
- *Esposizione solare*: favorisce l'assorbimento della vitamina D che stimola la produzione di endorfine, serotonina e dopamina.
- *Massaggi*: contrastano la produzione di cortisolo, ormone responsabile dello stress, mettono in circolo la serotonina favorendo un senso di benessere generale.
- *Attività sessuale*: fare l'amore fa bene. È un ottimo esercizio fisico e fa bene all'umore grazie al rilascio di ossitocina e serotonina.
- *Vita sociale*: avere delle buone e sane relazioni interpersonali promuove il buon umore e contrasta l'apatia e la depressione. Un atteggiamento di apertura e il pensiero positivo promuovono il buon umore.
- *Meditazione*: una migliore ossigenazione del sangue favorisce l'assorbimento della serotonina. La meditazione, con la pratica, induce ad un forte senso di pace e quiete, allontanando ansia e stress.

Il corpo. Una macchina perfetta. Simpatico e parasimpatico, ritmi circadiani e orologi interni. Neurotrasmettitori e ormoni. Tutto in funzione di un equilibrio fisiologico che oggi tendiamo a rendere precario.

Per tornare al legame tra i tanti orologi dell'organismo, è esemplificativa la dichiarazione del professor Manfredini:

«Può essere che il master clock diffonda le indicazioni su luce/buio, come accade che i vari organi si passino le informazioni tra di loro. Sappiamo che hanno un loro orologio il fegato, l'intestino, il rene, i muscoli, forse anche le cartilagini osteoarticolari. Sempre nuovi se ne stanno scoprendo...Il cuore usa come "benzina" gli acidi grassi ed è abituato a riceverli nelle ore diurne. Per questo appuntamento si prepara. Ma se noi glieli diamo quando non è preparato, fuori dai suoi orari, per esempio tanti grassi di sera... significa dare uno scossone al cuore. Non è tanto salutare» [10].

Il premio Nobel e le scoperte più recenti

Da quando nel 1729 Jean-Jacques d'Ortous de Mairan notò che i movimenti delle piante continuavano anche in condizioni di buio, sono stati fatti passi da gigante.

Gli esperimenti più significativi appartengono solo al secolo scorso. Seymour Benzer e Ronald Konopka, negli anni settanta, dimostrano che mutazioni in un gene erano in grado di sospendere la regolarità del ritmo circadiano presente in un insetto dimostrando, quindi, che vi è una base genetica di ritmo presente nelle cellule.

Le analisi proseguirono e, un decennio più tardi - nel 1984, il genetista statunitense Michael Rosbash riesce ad identificare e isolare, all'interno della Drosophila melanogaster (moscerino della frutta), il gene *"period"* responsabile della regolazione dell'orologio biologico, gene presente in tutti gli esseri viventi, uomo compreso.

Michael Rosbash, Jeffrey Hall e Michael Young, collaborano e scoprono i fini meccanismi molecolari che regolano l'attività di questo gene e dei ritmi circadiani.

Scoperta che verrà premiata con il premio Nobel per la Fisiologia e la Medicina nel 2017.

I tre scienziati hanno chiarito i principi fondamentali dell'orologio biologico e queste scoperte sono il punto di partenza della cronobiologia moderna atta a comprendere come l'alterazione dei ritmi circadiani comporta disagi con conseguenze anche gravi sul nostro stato di salute.

A ritmi circadiani anormali sono oggi associate patologie come l'insonnia, la depressione, il disturbo bipolare, l'obesità, il diabete e il cancro.

I fattori che possono alterare gli equilibri dei nostri orologi biologici sono dietro l'angolo.

L'esposizione a certi tipi di luce, i rumori, gli sbalzi ormonali, la temperatura del nostro corpo e dell'ambiente, i comportamenti e le abitudini che assumiamo durante il giorno, influenzano, nel bene o nel male, i nostri orologi biologici, la nostra circadianità e un corretto equilibrio tra sistema nervoso simpatico e parasimpatico.

Iniziamo ad ascoltare gli orari dei nostri orologi.

Gli orari che compongono il Ritmo Circadiano

I ritmi circadiani sono condizionati anche dal sistema nervoso autonomo, ecco perché è importante allineare e allenare il comportamento del sistema simpatico e parasimpatico.

Nella prima parte della giornata, fino alle ore 12 circa, assisteremo ad una intensificazione dell'attività simpatica che ci permetterà, grazie all'operatività del cortisolo, di svolgere attività dove è richiesta maggiore concentrazione o sforzo. Questa fase catabolica (di consumo di energia) lascerà spazio, verso le 16 del pomeriggio, alla fase anabolica o di ricostruzione delle riserve. Progressivamente, con il passare delle ore, diminuirà la nostra temperatura corporea e la pressione sanguigna. Aumenteranno i valori del GH (ormone della crescita) e della melatonina a conclusione della giornata, in tarda notte. È il momento in cui il nostro corpo si ripristina con il meritato riposo per affrontare la giornata successiva. E il ciclo si ripete.

Nell'arco di una giornata, il ciclo circadiano lavora in fasi della durata di circa 3 ore ciascuna:

Tra le 6 e le 9: Il corpo, a seguito del riposo notturno e in modo graduale si rimette fisiologicamente in moto. I livelli di melatonina diminuiscono in favore di un contestuale aumento di cortisolo che permetterà al nostro organismo di riavviarsi, attivando lo stato di veglia.

Tra le 9 e le 12: È il momento della giornata in cui il cortisolo raggiunge il suo picco, aumenta la temperatura corporea insieme alle nostre funzioni cognitive e fisiche. Lo stato di concentrazione è ai livelli più alti della giornata e siamo in grado di svolgere tutte quelle attività che richiedono grosso impegno e dispendio di energie.

Tra le 12 e le 15: L'attività digestiva che segue il pranzo provocherà un senso di stanchezza e sonnolenza. Il nostro sistema parasimpatico comunica al nostro corpo di rallentare il ritmo per dedicarsi al processo digestivo. Gli alti livelli di glucosio presenti nel sangue agiscono su specifici neuroni dell'ipotalamo trasmettendo il messaggio di sospensione di produzione di orexina, proteina coinvolta nel mantenimento dello stato di veglia.

Tra le 15 e le 18: La temperatura del corpo torna ad alzarsi. In questa fase della giornata il cuore e i polmoni raggiungono la loro massima efficienza giornaliera. Questo è il momento migliore per le attività sportive che richiedono forza, dal momento che anche i muscoli risultano più attivi.

Tra le 18 e le 21: Le funzioni del corpo rallentano nuovamente. L'intestino e il fegato con più fatica digeriranno zuccheri e grassi. Ecco perché è consigliabile una cena leggera che garantisca il successivo riposo senza difficoltà.

Tra le 21 e le 24: La temperatura corporea diminuisce e la ghiandola pineale comincia a produrre la melatonina, l'ormone che ci concilierà il sonno.

Tra le 24 e le 3: La melatonina raggiunge i suoi massimi livelli, garantendo un sonno profondo. Si rilassano gli organi e i muscoli e il cervello si ristora. Ricarichiamo le batterie per il giorno successivo.

Tra le 3 e le 6: I livelli di melatonina e la temperatura corporea si abbassano. Il nostro corpo gradualmente si prepara al risveglio.

Quando fattori esterni e/o comportamentali violano gli equilibri di questi cicli, veniamo soggiogati da un vero e proprio senso di disagio che può trasformarsi in cattiva digestione, accumulo di grasso, cattivo umore o insonnia. Nel lungo periodo se l'alterazione e gli squilibri diventano cronici, potrebbero trasformarsi in patologie.

Ecco perché è importante intervenire adesso.

Tre sono le aree in cui possiamo agire per migliorare il nostro livello di benessere: alimentazione, attività fisica e riposo.

I modulatori dei Ritmi Circadiani

I fattori *alimentazione, attività fisica* e *riposo*, concorrono al mantenimento del nostro stato di benessere psicofisico e sono i fondamentali modulatori dei ritmi circadiani.

Nell'ottica di tenere in equilibrio la fisiologia del nostro splendido organismo, è importante integrare questi tre elementi con la scienza, quindi con la cronobiologia, e dare risposta a questi quesiti:

Quanto, quando e cosa mangiare?

Quanto, quando e come allenarsi?

Quanto, quando e come riposare?

È facile rendersi conto che queste domande spesso hanno una risposta modulata in funzione del nostro stile di vita, abitudini acquisite e necessità sociali, ma hanno poca risonanza con i nostri bisogni circadiani.

Non seguire i ritmi naturali dei nostri orologi biologici vuol dire vivere desincronizzati. Alterare i nostri metabolismi interni. Predisporci a patologie neurodegenerative e cardio metaboliche [11].

Bisogna predisporre il sistema nervoso simpatico a lavorare al mattino, per permetterci di essere operativi, svegli e pieni di energia grazie all'azione del cortisolo, del glucagone e dell'adrenalina. La sera, invece, bisogna agevolare il corretto funzionamento del sistema nervoso parasimpatico, che ci permetterà, complice la produzione di melatonina, di rilassarci e indurci al sonno per ricaricare le batterie.

La nostra vita oggi è completamente drogata da impulsi. Luce artificiale di tablet e smartphone che inibiscono la secrezione naturale di melatonina; pubblicità ingannevoli che ti spingono a mangiare cibi preconfezionati carichi di zuccheri e grassi idrogenati; lavori sempre più sedentari, precari e a turni. Questi sono solo alcuni dei fattori che inibiscono l'equilibrio del nostro sistema nervoso, dei nostri orologi biologici. Della nostra circadianità. Tempo prezioso che togliamo inconsciamente al benessere; al sapore di cibi sani che ci permettono di rimanere attivi, al riposo che ci rigenera.

Cosa bisogna fare quindi per avere un ritmo circadiano ottimale?

- Andare a dormire e svegliarsi ogni giorno alla stessa ora.
- Esporsi al sole, alla luce naturale appena ti svegli la mattina. Anche se fa freddo.
- Limitare l'utilizzo di dispositivi elettronici e alla luce artificiale soprattutto la sera e in particolare due ore prima di andare a dormire.

- Allenarsi in modo costante e agli stessi orari in funzione degli obiettivi da raggiungere.
- Mangiare bene, sano e rispettando il cibo e gli orari dei pasti.
- Respirare e ascoltarci.
- Dormire senza interruzioni.

Alimentazione, attività fisica e riposo. Impariamo a conoscere il loro "quando".

Alimentazione

Sempre di corsa. Il lavoro, la famiglia e i ritmi frenetici sono i veri protagonisti delle giornate moderne. Non riesci a dedicarti tempo. Fermati per poter ascoltare i tuoi bisogni, i segnali e gli avvertimenti che ti invia il corpo. Mangi troppo la sera, troppo poco a pranzo. Delle volte salti la colazione per arrivare in tempo a lavoro. Non puoi tardare cinque minuti la mattina perché la coda che si creerebbe in tangenziale ti farebbe arrivare di nuovo in ritardo in ufficio. Ti fai prendere dall'ansia e dal nervosismo. Non riesci a spiegarti perché continui a ingrassare e a sentirti stanco. In fondo non mangi tanto.

Il mondo in cui ci muoviamo è completamente diverso rispetto a quello, non troppo lontano, delle generazioni dei nostri nonni e bisnonni. Esempi di buone abitudini. Quantomeno negli orari e nella qualità dei pasti e nello stile di vita.

Viviamo nell'abbondanza oggi, bombardati continuamente da luci e nuove tecnologie. Viviamo di poco tempo personale e di troppo speso in lavori, di frequente, sedentari. Stiamo diventando esseri notturni. Abbiamo dilatato i tempi delle giornate. Non abbiamo orari e mangiamo male perché non abbiamo voglia di cucinare e di scegliere cosa mettere nello stomaco.

La completa sottomissione alle nuove regole sociali finemente indotte ci rende vulnerabili, con meno tempo, più preoccupazioni e predisposti a patologie.

È un dato di fatto, ormai globalmente riconosciuto, che, combattere la sedentarietà con il movimento e l'eccesso di grasso con delle sane abitudini alimentari, sono la migliore strategia per prevenire moltissime malattie. A questi due preziosi alleati ne aggiungo un terzo, non inferiore per importanza, ma spesso ingiustamente bistrattato: il sonno. Dormire rigenera e, se fatto bene, ti aiuta a perdere peso.

Tornando ai primi due fattori, alimentazione e sport, esistono centinaia di diete e programmi di allenamento. Alcuni validi, altri meno. Io stessa sono una grandissima sostenitrice della dieta chetogenica e della Sirt, di cui ho ampiamente parlato nel mio libro *"Dieta Sirt & Dieta Chetogenica: consigli pratici, ricettario e workout per prevenire la sindrome metabolica e la dipendenza dallo zucchero"*. Semplicemente perché su di me hanno funzionato. Sono rinata in termini di energie, mi vedo bella e più asciutta. Sicura e soddisfatta. A distanza di tempo capisco anche qual è stata la vera rivoluzione che mi ha permesso questo risultato. Iniziavo a scegliere il cibo, lo cucinavo con cura e amore e, soprattutto, mangiavo sempre agli stessi orari, seguendo il mio orologio biologico.

La maggior parte delle diete di oggi, purtroppo, tiene conto solo di due elementi: fare la fame e il conteggio calorico. Non si mette mai in evidenza, invece, il fattore più importante: il tempo. Seguire il nostro orologio interno vuol dire favorire il ritmo circadiano alla secrezione di quegli ormoni in grado di condizionare la risposta del nostro organismo, al consumo di cibo o al digiuno. L'aiuto più valido arriva dalla *crononutrizione*. Non è una dieta alla moda, ma piuttosto un principio al quale si possono legare forme diverse di alimentazione o diete. È uno stile di vita solidamente costruito su basi scientifiche che pone al centro dell'attenzione non solo *cosa* e il *quanto* mangiamo, ma anche e soprattutto il *quando* ciò deve avvenire.

Ottimizzare la sincronicità circadiana per mezzo del cibo vuol dire regolare il consumo degli alimenti distribuendoli in maniera fisiologica e intelligente durante l'arco della giornata.

Colazione da re, pranzo da principe e cena da povero. La mattina e fino al primo pomeriggio avremmo bisogno di maggior energia, al contrario la sera bisognerà alleggerire il carico energetico in quanto ci prepareremo al riposo. Non metti benzina ad una macchina se devi tenerla parcheggiata in garage.

Anche il microbiota presente nell'intestino risente dell'influenza circadiana, con ripercussioni dirette sul corretto svolgimento dell'assorbimento dei nutrienti, sul catabolismo e sulle normali funzioni digestive, con ripercussioni che volgono all'aumento del peso e del grasso viscerale e la conseguente predisposizione a diverse patologie.

La nostra giornata, se seguissimo i ritmi imposti dalla natura, sarebbe scandita dall'alternarsi di due fasi: luce e buio. La prima in cui il corpo è vigile, attivo e si nutre; la seconda quella in cui si depura e rigenera. Lo sviluppo della luce artificiale, ha alterato questo modello. Oggi, infatti, è normale cenare tardi ed usuale andare a dormire a notte inoltrata. Andare a letto molto tardi, per molte persone, vuol dire continuare a mangiare mentre si guarda la tv o si gioca con il cellulare.

A tal proposito è molto interessante un esperimento condotto al *Salk Institute for Biological Study*, che mette in luce l'importanza di un digiuno notturno prolungato. Sono stati presi in esame due gruppi di moscerini della frutta alimentati con la medesima dieta. Il primo gruppo aveva la possibilità di nutrirsi durante tutta l'intera giornata a piacimento, il secondo gruppo aveva la possibilità di nutrirsi solo in 12 ore. Dopo tre settimane di test i risultati sono stati sbalorditivi. I moscerini con il programma di alimentazione limitato non avevano acquisito peso, avevano il cuore sano e dormivano meglio rispetto al gruppo dei *mangiatori seriali*. Gli stessi esperimenti sono stati fatti su altre specie animali con i medesimi risultati [12].

Sembra evidente che l'utilizzo di finestre temporali e Il ritmo circadiano, abbiano un impatto sul metabolismo rilevante più, o al pari, della quantità di cibo ingerito.

La scienza conferma quello che le generazioni passate, in modo del tutto inconsapevole, praticavano. Mangiavano salutare e in un arco di tempo ristretto. E ora che ci penso, anche mia nonna, deceduta a 96 anni, cenava alle sette e trenta di sera.

Quindi, *quando* mangiare? La scelta sarà dettata in base alle variazioni e alla produzione di diversi ormoni che impattano non solo sulla digestione ma anche su tutti i processi metabolici.

La cronodieta si basa proprio sul principio che un dato alimento avrà una risposta metabolica differente se consumato in un dato orario rispetto ad un altro. L'efficacia del piano alimentare viene quindi determinata dalla quantità calorica e dall'orario in cui si assume il pasto.

Le indicazioni generali sono quelle di privilegiare i carboidrati entro le 16 e favorire il consumo di proteine la sera, per promuovere la sintesi muscolare e non stimolare l'insulina.

Questo semplice schema sintetizza il concetto:

- Fase diurna: Il nostro organismo, complice il sistema nervoso simpatico, si concentra sulla produzione di energia, atta ad affrontare una giornata di lavoro e i vari impegni quotidiani. Questa fase viene chiamata *ergotropica* ed è caratterizzata da una elevata attività metabolica. *Carboidrati.*

- Fase notturna: Il nostro organismo, complice il sistema nervoso parasimpatico, si concentra sulle funzioni di riposo e ripristino delle energie muscolari e psichiche. Questa fase viene chiamata *trofotropica* ed è caratterizzata dalla ricostruzione muscolare e immunitaria mediante il sonno. *Proteine.*

Prima di addentrarci nei meandri del *quando mangiare* e *cosa* nello specifico, è necessaria una considerazione sul concetto di *quanto*. Non sono un medico, non sta a me fornirti un piano alimentare che si basa sul peso dei cibi, cotti o crudi che essi siano. Voglio però, con la mia esperienza e queste informazioni preziose, metterti in guardia da un errore molto comune che purtroppo ancora oggi è difficile da scardinare.

Mi riferisco al conteggio calorico. Va da sé che non serve uno scienziato per capire che se la mia alimentazione passa da 3.000 kcal al giorno a 1.800, perderò certamente peso. Ricordate però che non siamo uguali, che le mie esigenze saranno diverse dalle tue che hai uno stile di vita, un'età, un sesso, un metabolismo, diverso dal mio.

Negli anni, molti professionisti della nutrizione, hanno diffuso un'informazione fuorviante (perché generalizzata e non specifica per singolo individuo), concludendo che per ottenere un corpo bello, snello e sano, la nostra alimentazione debba assestarsi tra le 1.200/1.600 kcal al giorno. Soprattutto per le donne.

Mangiare meno del fabbisogno giornaliero nel lungo periodo provoca evidenti segni di infiammazione cellulare, l'anticamera di tutte le malattie del nuovo millennio.

Quando ti sottoalimenti, il tuo corpo registra l'informazione sotto forma di pericolo, entrando in un meccanismo fisiologico di difesa. Lotta per la sopravvivenza e in questa condizione aumenta la richiesta di glucosio (zucchero) per le normali attività cerebrali e immunitarie. Attivando l'asse dello stress/pericolo, aumenta la produzione di cortisolo che, a sua volta, attacca i muscoli, sede di stoccaggio prevalente delle tue scorte di glucosio. La conseguenza è un alterato ritmo sonno/veglia, base della circadianità, la perdita del tono muscolare e, nel lungo periodo, infiammazioni cellulari.

La strada per la salute passa da una corretta distribuzione dei pasti.

Quando mangiare

Sincronizzare il consumo dei cibi ai cicli di luce e buio ci permetterà di amplificare le potenzialità del nostro organismo, rendendoci pieni di energia, in forma e in salute.

Inizieremo questo viaggio alla scoperta del *quando* partendo dal primo momento della giornata, il risveglio, per concluderlo 24 ore dopo quando saremo nella fase più profonda di buio e sonno.

Tra le 5.00 e le 7.00 è il tempo dell'acqua.

Alle prime luci dell'alba, anche in un ambiente completamente buio, il nostro occhio è in grado di percepire le variazioni di luminosità, producendo i giusti ormoni che ci predisporranno al risveglio.

Le onde blu della luce del sole, l'adrenalina e il cortisolo prodotti ci invitano ad un graduale risveglio.

Durante la nottata abbiamo accumulato abbastanza scorie che bisogna eliminare al mattino, appena svegli.

Serve acqua e tanto amore per sé stessi in questo momento della giornata. Iniziare a bere un bel bicchiere d'acqua a stomaco vuoto, essendo grati per esserci qui e ora, è il primo passo di purificazione del corpo, della mente e dello spirito. A prescindere dal credo.

Dalle 5.00 alle 7.00 il colon e l'intestino hanno bisogno di acqua per eliminare le scorie e poter riprendere le loro egregie funzioni. Questo lavoro di pulizia interna servirà per regolarizzare la digestione, rallentare l'invecchiamento e normalizzare il peso.

L'acqua ci renderà più belli dentro e fuori. Dopo aver bevuto e prima di fare colazione, sciacqua il viso e i polsi con acqua fredda. Questo piccolo gesto attiverà il tuo sistema simpatico rendendoti più lucido, sveglio e di buon umore.

Tra le 6.00 e le 9.30 è il tempo della colazione.

Colazione in inglese si traduce con il vocabolo *breakfast*.

È significativo notare che il termine è composto dalla parola *break*, che in italiano significa *rompere* e da *fast* che è l'equivalente del nostro termine *digiuno*.

Tradotto interamente *breakfast* significa appunto *spezza-digiuno*.

In effetti avere fame la mattina è, o dovrebbe essere, del tutto normale quando il tuo organismo mantiene una corretta sincronicità con i ritmi circadiani.

L'orario migliore per la colazione è entro le 8.00, perché rappresenta il momento di picco del cortisolo.

È rilevante, prima di sapere cosa mangiare, comprendere che questo è il pasto più importante della giornata, quello che la condizionerà nel bene o nel male. Sono molte le persone che per abitudine saltano la colazione o che la mantengono molto povera per paura di ingrassare. Sbagliato. Questo è proprio il momento in cui invece si può e si deve aumentare il carico energetico perché sarà il nostro combustibile per affrontare la giornata lavorativa con più lucidità e attenzione. Colazione da re, pranzo da principe e cena da povero, ricordi? Concentrare l'abbondanza (ma sana) nei primi due pasti ci permetterà di avere energie per l'intera giornata, fino al momento di parcheggiare il nostro corpo e lasciarlo recuperare. Non saltate né la colazione né il pranzo. Questo è il primo errore che vi porterà a ingozzarvi troppo la sera e probabilmente a non avere, ancora una volta, appetito al risveglio.

Allineare i pasti ai ritmi circadiani vuol dire non saltarli. Se la mattina non hai fame prova a digiunare la sera. Così per una o due volte. Vedrai al terzo giorno come avrai appetito appena alzato! Avrai così raggiunto il primo step per allineare il tuo orologio biologico ai ritmi circadiani. Saltare la colazione ti priverà non solo di energie ma anche di muscoli.

Questo pasto da re dovrebbe prevedere:

Proteine: per il mantenimento muscolare. In carenza di proteine, infatti, il nostro corpo sarà costretto ad intaccare la massa magra, rendendo i nostri muscoli meno tonici.

Grassi saturi: riducono la produzione epatica di colesterolo consumati al mattino. Esempi l'olio d'oliva e il burro crudo.

Glucidi lenti: la nostra riserva di energia. Sì a carboidrati integrali, fibre, frutta fresca e secca.

Tra le 12.00 e le 13.30 è il tempo del pranzo.

Siamo al pasto da principe. Se hai mangiato a sufficienza a colazione arriverai al pranzo con un giusto senso di appetito. Se per motivi logistici la tua colazione avviene a più di cinque ore dal pranzo, ti consiglio di fare uno spuntino a tre ore circa dalla colazione con frutta secca o un frutto e uno yogurt. Saltare il pranzo ti porterà inevitabilmente a mangiare troppo la sera. Lo ripeto ma è un concetto fondamentale da acquisire.

L'orario migliore per questo pasto è prima delle 13.00, gli alimenti sono:

Proteine: non devono mancare mai ad ogni pasto, ma nelle giuste quantità. Vanno bene quelle vegetali e quelle di carni magre.

Fibre: le verdure nutriranno il nostro intestino rendendoci regolari. Come orologi.

Amidi: pasta (meglio integrale), legumi, patate. Tra le 7.00 e le 15.00 gli ormoni cortisonici interverranno a contrastare l'azione dell'insulina. Ecco perché puoi mangiare carboidrati in questo lasso di tempo. Gli ormoni tiroidei convertiranno ciò che mangiamo in energia, per permetterci di rimanere attenti anche nelle attività pomeridiane. D'altra parte siamo solo a metà giornata!

Tra le 16.00 e le 17.00 è il tempo della merenda.

La merenda rilassa il cervello e l'organismo e ti permette di giungere alla cena senza molta fame accumulata. Dovrebbe contenere piccole porzioni di glucidi lenti e rapidi tipo un frutto, cioccolato fondente. Deve escludere le proteine.

Tra le 19.00 e le 20.30 è il tempo della cena.

Pasto povero non vuol dire certamente morire di fame. L'orario migliore per questo pasto è entro le 20.00, per far sì che venga facilmente digerita nell'ultima fase di attività organica.

Deve essere priva di carboidrati perché in questa fase non verrebbero utilizzati ma impedirebbero invece la rigenerazione notturna a causa di livelli alti di insulina, con maggiori difficoltà, tra l'altro, a ridurre i grassi in eccesso. Caso contrario se fossimo costretti a fare esercizio fisico nel pomeriggio; i carboidrati semplici, in questo caso, avranno la funzione di ripristinare le riserve di glicogeno e creare una condizione cellulare che stimoli la sintesi proteica.

La cena ideale dovrebbe essere a base di verdure verdi e proteine leggere come pesce, carni bianche, uova. Saranno di supporto nel lavoro notturno del GH per la costruzione e il mantenimento muscolare.

Una delle strategie migliori per rimodellare la silhouette è quella di restare a digiuno per un tempo di circa 8-9 ore e se ci pensi bene è quello che dovrebbe accadere durante il sonno notturno, quando non guardi serie tv fino alle tre di mattina e ti svegli alle sette. Un comportamento consono sarebbe quello di cenare alle 19.00 per andare a dormire alle 22. In questo caso le ore di digiuno sarebbero ben 12 qualora la sveglia fosse puntata per le sette. Questo è quanto suggerisce uno dei massimi luminari che studia la correlazione tra infiammazione cellulare e ritmi circadiani, il professor Satchidananda Panda del Salk Institute for Biological Studies.

Questo è il motivo per cui non è salutare mangiare tardi la sera o sgranocchiare qualcosa (soprattutto di dolce) prima di andare a dormire. Interromperebbe questo magnifico ciclo di digiuno salutare. Ricorda che la maggior parte del processo bruciagrassi del tuo corpo avviene proprio in questa finestra temporale di assenza da cibo, con buoni effetti se il ciclo di digiuno è di almeno otto ore ed eccellenti se ci avviciniamo alle dodici ore.

Questo magico processo permetterà:

- Di abbassare la temperatura del corpo e consentire un sonno senza interruzioni.
- Un riposo senza interruzioni a sua volta ti permetterà di attivare in modo incisivo il glucagone, ormone che tenderà a farti dimagrire durante il ciclo di sonno.

Infatti, il momento in cui il tuo corpo è propenso ad utilizzare un maggior quantitativo di grassi è proprio la notte. Il motivo è semplice. Non avendo la possibilità di assimilare energie immediate (introiti da cibo) il tuo organismo sarà costretto ad aggredire e scomporre il tuo tessuto adiposo.

Se il tuo sonno non è ristoratore e soffri di: risvegli notturni (anche per andare in bagno), insonnia, stanchezza al risveglio, variazioni dell'umore immotivate, assenza di fame al risveglio, necessità di mangiare dolci la sera e la notte; sostieni queste due semplicissime regole: anticipa l'orario di cena e vai a dormire entro le 22.30. Inizia a favorire i tuoi ritmi biologici. Fa che questa diventi una tua abitudine ricorrente.

Tra le 21.00 e le 24.00 è il tempo del relax.

Inizia in questa fase la secrezione di melatonina, l'ormone che ci accompagnerà dolcemente tra le braccia di Morfeo. Le attività sportive serali sono da evitare perché indurranno il corpo ad uno stato di veglia, contrastando quindi il regolare scopo dei nostri orologi interni: stimolare il rilassamento fisico e mentale in uno stato di buio.

Intorno alle 22 rallentano i movimenti intestinali, che riprenderanno verso le 8 del mattino seguente. Questo è causa di cattiva digestione (e delle volte di indigestione) per molti di quelli che cenano molto tardi.

Tra le 2.00 e la prossima sveglia è il tempo della ricostruzione.

Un organismo in piena operatività e in salute, durante la notte, secernerà l'ormone della crescita dall'ipofisi, indispensabile per la sintesi lipidica e proteica, per combattere l'invecchiamento, per incrementare la muscolatura e riparare i tessuti danneggiati.

La presenza di cortisolo (rimanere svegli e operativi oltre la mezzanotte) e di insulina (carboidrati a cena) potrebbe inficiare gravemente le sue funzioni.

Il presupposto per una vita sana passa per il rispetto dei ritmi biologici. Il *quando* è la chiave.

Cosa mangiare

Ricorda che sei vivo grazie a ciò che mangi.

Prendersi cura di sé stessi è la più alta forma d'amore per la vita. Essere grati per potersi nutrire, scegliere cosa mangiare, condividere un pasto. Non sottovalutare mai la gioia e l'importanza che il cibo ha sulla tua vita, perché non per tutti è così. Quando prepari le pietanze e ti siedi a tavola, riempi questi gesti d'amore. Stai nutrendo il tuo corpo, il tuo magnifico tempio. Mastica piano e godi di una delle esperienze più buone che abbiamo la fortuna di sperimentare più volte al giorno.

Fai in modo che la scelta degli alimenti sia varia e consapevole. Organizza i pasti prima, eviterai di nutrirti poco e male e, più in generale, eviterai di mangiare cibi preconfezionati.

Privilegia le verdure e gli ortaggi freschi e di stagione, meglio se biologici, rispetto ai parenti surgelati. Saranno gli alleati del pranzo e della cena. Quelli più zuccherini come cipolle e carote andrebbero consumati a pranzo insieme ai carboidrati complessi.

Consuma frutta matura e del proprio periodo stagionale. Ricorda di consumarla lontano dai pasti e, preferibilmente, entro il primo pomeriggio. Mai a cena. L'ideale sarebbe consumarla per gli spuntini, quella dolce la mattina e quella meno zuccherina, come fragole, pompelmo e lamponi, nel pomeriggio. La frutta deve essere mangiata intera e non sotto forma di succhi confezionati o sciroppata. Non servirebbe spiegare il perché a questo punto, ma meglio ripetersi: è carica di zucchero.

Grassi e oli nella giusta quantità sono assolutamente ammessi. Prediligere quelli insaturi come olio evo, biologici e spremuti a freddo e grassi saturi come l'olio di cocco.

Proteine principalmente la sera, il profilo ormonale in un corpo privo di infiammazioni prevede un consumo di grassi alla sera, ecco perché è importante non mangiare carboidrati e alterare questo processo con picchi di insulina. Le proteine si occuperanno del mantenimento e dell'incremento muscolare. Alterna carne, pesce e uova in base alle tue esigenze e condizioni di salute. Se soffri di patologie come l'iperuricemia (tendenza all'osteoporosi) è importante, ad esempio, privilegiare le fonti di vitamina D e calcio, come pesce e latticini. In caso di colesterolo alto sarebbe meglio evitare latticini grassi e uova. Il tuo nutrizionista di riferimento saprà indirizzarti alla scelta consapevole degli alimenti.

No agli alcolici, in assenza di patologie gastriche è concesso un consumo molto moderato di vino rosso da consumare a cena per favorire la digestione delle proteine.

Carboidrati. Amore e odio. Troppa confusione. Abbiamo chiarito il quando mangiarli, vediamo adesso quali scegliere.

Prediligi pasta, riso, pane e alimenti derivati da farine integrali, da evitare assolutamente quelli sottoposti a raffinazione con farina 00 e privi di fibre. Il pane può accompagnare la colazione e il pranzo (a patto che non ci siano altri carboidrati come pasta o riso), mai o poco in casi particolari (come gli sportivi) a cena.

Dolci da forno possono essere consumati con moderazione a colazione, evitando creme e intingoli densi di zucchero e grassi che sono da evitare.

Uno degli aspetti più importanti da tenere in considerazione è la variabilità individuale. Questi principi presentati vanno bene per una persona con orari di lavoro ordinari e che predilige l'attività sportiva principalmente al mattino. Nel caso di persone che lavorano a turni e di notte, seguire i ritmi circadiani risulta davvero complicato. Gli sportivi meritano un discorso a parte che approfondiremo dopo. Rispetto all'alimentazione uno sportivo che si allena normalmente, per necessità, il pomeriggio o la sera, avrà diritto ad un consumo di carboidrati atto a ripristinare le riserve energetiche di glicogeno.

Ultimo consiglio, su cui molto mi sono battuta nel mio libro sulla *dieta Sirt e chetogenica*, è il consumo di zucchero. Bianco, marrone, integrale o grezzo. Evitatelo.

Digiuno Intermittente

Praticare un'astinenza prolungata da cibo, come abbiamo visto, porta numerosi benefici in termini di salute estetica, metabolica e psichica.

Esistono due tipi di digiuno, quello involontario e quello volontario.

Il primo caso si presenta la notte quando il sonno, per fortuna, prevale sul senso di fame. Più è lungo il digiuno e meglio è. Il secondo tipo, invece, si presenta ogni qual volta che volontariamente rinunci di nutrirti e i motivi potrebbero essere diversi, da quelli culturali e religiosi fino a quelli medici.

In entrambi i casi il tuo corpo riceverà lo stesso stimolo, questo è un aspetto molto interessante.

L'astinenza culinaria attiverà delle risposte organiche in mancanza di cibo, con due grossi vantaggi.

Vantaggio spirituale.

Il digiuno, in tutte le sue forme ed epoche, è associato alla religione e alla spiritualità. Veniva visto come un atto di castigo volontario per espiare e ripulirsi dai propri peccati. Un esempio molto significativo è il Ramadan, il mese sacro del digiuno per i Musulmani, dedicato all'autodisciplina, alla meditazione e alla preghiera. Ne sono esenti malati, anziani, minorenni, donne che allattano o in stato interessante. Il digiuno che inizia all'alba, viene spezzato dopo il tramonto con un dattero o un bicchiere d'acqua e prosegue fino all'unico pasto concesso che è la cena.

Dal punto di vista scientifico, secondo uno studio del 2007 condotto dalla *University of California* a Berkeley, giorni alterni di digiuno permettono una riduzione di contrarre malattie cardiovascolari, cancro e diabete, proteggono da alcuni effetti del morbo di Parkinson e Alzheimer e migliorano la funzione cognitiva.

Durante il digiuno il corpo trae nutrimento dalle sue scorte e dai suoi tessuti, utilizzando per questo scopo gli elementi involuti, deteriorati e meno sani, rivitalizzando come conseguenza l'intera struttura organica.

Il digiuno di cui ho parlato è breve e diluito nelle ore notturne, ma il tuo corpo si ripulirà allo stesso modo. Una mini digiuno-terapia.

Vantaggio metabolico.

Dal punto di vista disciplinare e spirituale, il digiuno ha enormi benefici ma quelli percepiti e visibili non saranno da meno. Il tuo corpo si modellerà, acquisirà energia e si ripristinerà, dentro e fuori.

Prima di ogni cosa il digiuno permetterà al tuo corpo di riposare, concedendo tregua agli organi del tuo apparato digerente. L'energia risparmiata dalla digestione sarà impiegata per accelerare i processi di autoguarigione e autorigenerazione.

Ti ringrazierà il fegato, la nostra centrale di smaltimento rifiuti, avendo la possibilità di eliminare le tossine accumulate. Questo processo gioverà a ruota al sistema immunitario, che avrà un carico di lavoro alleggerito e alla mente, che sarà più lucida.

Esistono perciò diversi tipi di digiuno, il cui nome dipenderà direttamente dalla durata dell'astinenza.

Due i più noti, l'*Intermittent Calorie Restriction* (ICR) e il *Time-Restricted Eating* (TRE).

Nella prima categoria rientrano i modelli alimentari dove è previsto un periodo di digiuno o semi-digiuno di uno o più giorni nell'arco della settimana, nella seconda categoria invece rientrano i modelli alimentari dove il digiuno ha una durata temporale definita in ore.

Con il termine *digiuno intermittente,* quindi, ci riferiamo a più modelli alimentari differenti che enfatizzano la fase del digiuno.

Il tipo di digiuno che meglio si adatta ai principi dei ritmi circadiani è il modello TRE, letteralmente tradotto come *mangiare in tempo limitato*, per il semplice fatto che è adattabile nel ciclo delle 24 ore.

Da protocollo si prevede una finestra temporale della durata di 8 ore in cui è possibile mangiare e una di 16 in cui si applica il digiuno. Nel digiuno intermittente è possibile decidere la fascia oraria di nutrizione ma questo va contro i principi dei ritmi circadiani che seguono cicli, orologi biologici, secrezione di ormoni e che in conclusione non possono che permettere solo un'unica finestra temporale di digiuno: il momento del sonno. Così come sintetizza uno dei massimi esperti di ritmi circadiani e metabolismo, Satchidananda Panda, professore presso il Salk Institute-Regulatory Biology Laboratory in California:

"L'alternanza veglia-sonno condiziona la produzione di ormoni importanti (insulina, glucagone, grelina etc.) che sono coinvolti nel metabolismo. I nostri studi suggeriscono di non assumere il cibo 3 o 4 ore prima di andare a dormire e 1-2 ore dopo il risveglio. Questo regime alimentare viene chiamato TRE (time-restricted eating" [13].

Se da diverso tempo soffri di: stanchezza cronica, insonnia, calo della libido, assenza di sete e fame al risveglio, fame serale smodata, sbalzi d'umore repentini o irritabilità e variazioni rilevanti della tua composizione corporea come aumento della massa grassa e diminuzione del tono muscolare, sei in presenza di fenomeni infiammatori.

Hai mai pensato che questa privazione di energia possa dipendere da fattori come una desincronizzazione dei tuoi ritmi circadiani, o da una alimentazione troppo povera e ipocalorica? La stanchezza è l'indicatore della mancanza di energia, il primo campanello di allarme. Questo combustibile deve essere preso dal cibo, dal recupero del sonno e dall'allineamento dei tuoi orologi biologici.

Alternare periodi di alimentazione ordinaria e sana a periodi digiuno controllato, potrebbe aiutare l'organismo a placare i sintomi delle malattie infiammatorie, ma ricorda di essere sempre indirizzato da un professionista.

Sincronizza i tuoi orologi interni con i ritmi di luce e buio. Il tuo tempo del benessere è qui.

Come cucinare

Quanto, cosa e *quando* erano i nostri punti di partenza per la ricerca di una nuova sincronicità tra il nostro dentro e il fuori, voglio aggiungere, però, un bonus che ha un impatto sulla salute non indifferente: il *come*.

In riferimento al cibo, questa parola si colloca nel contesto del *metodo di cottura*: come cucinare i nostri alimenti. È risaputo che cucinare le pietanze, in un modo o nell'altro, provoca delle reazioni chimiche che causano la perdita di sapori, di nutrienti, della stessa consistenza di ciò che mangiamo.

Il metodo più sicuro e salutare per cucinare, ad oggi, è la cottura a vapore.

La cottura a vapore ha origini molto antiche e ha avuto un notevole sviluppo nella cucina cinese, tibetana e africana. Agli inizi degli anni 50' si diffonde rapidamente in tutta Europa diventando uno dei metodi di cucina più utilizzati e ampiamente approvati anche dalla scienza.

Da un punto di vista nutrizionale, infatti, la cottura a vapore permette di trattenere, più di altri metodi di cottura, i nutrienti dei cibi. In termini di salute rappresenta un enorme vantaggio, in quanto il cibo conserverà, quasi integralmente, le sue proprietà mantenendo inalterato il sapore e la consistenza.

Gli alimenti saranno cotti avvolti dal vapore e non a contatto diretto con l'acqua, disperdendo meno vitamine idrosolubili e fitocomposti (vitamine del gruppo B e vitamina C). Una piccola parte dei nutrienti potrà gocciolare dall'alimento all'acqua di cottura. Sarà così possibile utilizzare l'acqua, densa di queste preziose perdite, per la preparazione di riso o altri cereali.

Vediamo adesso in che modo e con quali strumenti è possibile cucinare con il vapore.

Il principio è semplicissimo e, come suggerisce la parola stessa, il vapore è il veicolo di cottura.

Ma come si genera questo vapore?

Bisogna avere una vaporiera, reperibile in tutti i negozi di casalinghi o, molto probabilmente, già in casa tua.

Nel caso non si disponga di questo strumento, è possibile utilizzare una pentola dai bordi alti, dove sarà messa l'acqua e un cestello bucherellato in acciaio (o in bambù) grande quanto la circonferenza della pentola, da permettere che rimanga in sospensione e non entri in contatto con l'acqua del fondo.

Una volta che il liquido entrerà in ebollizione, genererà vapore e questo stesso vapore cucinerà gli alimenti adagiati nel cestello. La temperatura del vapore è inferiore a quella dell'acqua, questo implicherà dei tempi di cottura più lunghi rispetto alla bollitura, ma ne preserverà integralmente la consistenza, i sapori e i nutrienti. È buona norma tenere la fiamma bassa, per evitare che possa asciugarsi completamente l'acqua o che essa stessa, bollendo, possa entrare a contatto con il cibo.

In fase di cottura non sono necessari condimenti, che potranno essere utilizzati insieme al sale a crudo, rendendo il pasto molto più salutare.

La cottura a vapore è perfetta per le verdure e si presta benissimo alla preparazione di carne, pesce e alcuni tipi di cereale. Ogni alimento avrà un tempo di cottura differente; la variabile è il cibo in sé e la grandezza dei tocchi disposti nell'apposito recipiente.

Di seguito un comodo schema con la durata dei tempi di cottura per verdure, carni e pesce.

Verdure

Tempi di cottura variano in base alla grandezza dei pezzi disposti sul cestello.

Zucchine a fette: 6-8 minuti

Carote tagliate a rondelle: 7 minuti

Asparagi interi: 9-13 minuti

Finocchi a fette: 8-12 minuti

Spinaci e rucola: 4 minuti

Piselli: 4 minuti

Patate tagliate a cubetti 9 minuti

Fagiolini: 7-10 minuti

Broccoli: 5-9 minuti

Cavolfiore e cavolo: 5-8 minuti

Carni

Tempi di cottura variano in base alla grandezza dei pezzi disposti sul cestello. Si consiglia di usare solo carni magre, le carni rosse molte grasse richiedono temperature più elevate per essere ben cotte.

Petto di tacchino: 12 minuti

Petto di pollo: 12 minuti

Filetto di maiale: 16 minuti

Pesci

Tempi di cottura variano in base alla grandezza dei pezzi disposti sul cestello.

Filetto di pesce circa 150 gr: 12 minuti

Pesce intero da 500 gr: 25 minuti

Gamberi con guscio: 12 minuti

Gamberetti sgusciati: 7 minuti

Cozze: 15 minuti

Buon Appetito e tanta fantasia in cucina!

L'allenamento inizia dal letto

Come ti svegli la mattina? Sei pieno di energia o arranchi per tutta la mattinata per riprenderti nel pomeriggio? Il tuo allenamento inizia dal letto. E non fraintendere. Mi riferisco al tuo riposo. Un corpo e una mente che hanno dormito e si sono ricaricate, affronteranno la giornata in modo completamente diverso rispetto all'esatto contrario. Questo discorso vale anche per l'esercizio fisico. Bisogna lavorare su un corpo che, a prescindere dal suo livello di preparazione atletica, sia riposato. I muscoli si costruiscono mentre recuperi. Il grasso si elimina allo stesso modo mentre dormi. Allenarci in certe fasce orarie, sfruttando la secrezione di un ormone piuttosto che di un altro, massimizzerà i nostri risultati in termini di salute e di estetica. Inizi a capire quanto sia importante assecondare gli orologi biologici ai ritmi circadiani?

Quando è meglio, a questo punto, allenarsi? *La mattina, la sera* o *il pomeriggio*? Nella maggior parte dei casi siamo vincolati da scelte dettate da impegni improrogabili. Lavoro, famiglia e vita sociale, giustamente, ci impongono di rispettare certi orari e schemi, per cui l'orario della sessione di sport andrà ad incastro tra i molteplici impegni di una giornata o della settimana. Tuttavia la ginnastica è sacrosanta, ne vale della tua salute metabolica e fisica. La miglior medicina, dicevano gli antichi, passa dal buon cibo e dal movimento. Potendo scegliere un orario, quando sarebbe più opportuno allenarsi? La mattina quando si è più riposati? O il pomeriggio avendo rifornito il corpo da più energia dei pasti precedenti? La risposta a questa domanda è…dipende! Dipende non solo dall'organizzazione della tua giornata ma, anche e soprattutto, dal tuo obiettivo. Vuoi dimagrire o vuoi mettere su muscolo? Prima di addentrarci nel "quando" devo fare un passo indietro e motivarti il "cosa" succede al tuo corpo in alcune fasce orarie. Capito questo concetto, il *quando* verrà da sé e capirai il momento adatto a te per fare sport.

Ormoni e allenamento: dimagrire

Due sono i principali ormoni che possono influire sull'obiettivo di un allenamento in rapporto ad una fascia oraria: il *cortisolo* e il *testosterone*.

Al mattino tra le 7 e le 8 circa, il cortisolo raggiunge il suo picco massimo, predisponendoci ad una migliore gittata cardiaca. Al contempo, anche il testosterone è al suo picco massimo mattutino favorendo, in caso di attività fisica, il trasporto di ossigeno verso i vari organi e tessuti, migliorando la percezione della reattività e della forza. In questo momento della giornata possiamo beneficiare anche dei livelli di glicemia bassi, andando a stimolare il catabolismo lipolitico, ovvero saranno intaccati i grassi al fine di ricavare energia per lo sforzo fisico.

Con queste premesse possiamo dare una prima risposta alla domanda *"quando è meglio allenarsi"*.

Se l'obiettivo è dimagrire, un allenamento eseguito la mattina a stomaco vuoto potrebbe fare al caso vostro. I picchi di cortisolo e GH hanno un effetto lipolitico se a digiuno, questo ridurrà drasticamente le scorte di glicogeno a favore del consumo dei lipidi come nuovo combustibile e fonte di energia.

Affinché l'allenamento sia effettivamente efficiente è determinante e fondamentale:

- Garantire un buon riposo notturno andando a dormire alla stessa ora.
- Svegliarsi la mattina, tutti i giorni, allo stesso orario.
- Sgranchirsi al risveglio e bagnare il viso e le braccia con acqua fredda, per stimolare il sistema simpatico e acquisire lucidità ed energie.
- Idratare il corpo prima, durante e dopo l'allenamento con acqua.
- Sapere che tipo di allenamento svolgere. Programmarlo con un professionista, per evitare un brusco calo glicemico e conseguenti vertigini o senso di debolezza generale.
- Dopo l'allenamento una colazione da re.

Una buona pianificazione, se l'obiettivo è dimagrire, potrebbe essere questa:

Andare a dormire non oltre le 23; programmare la sveglia alle 6.45; al risveglio bere un bel bicchiere d'acqua per ripulirsi; fare una doccia fredda di breve durata; allenarsi a digiuno in un ambiente anche con temperature miti-basse, per continuare a sollecitare e favorire il sistema simpatico; impegnarsi in un lavoro aerobico di venti minuti circa tipo bicicletta e corsa o in alternativa un programma di alta intensità ad intervalli se il vostro livello di preparazione sportiva non è quello del neofita; allenarsi a digiuno perché la conseguente ipoglicemia innalzerà i livelli di GH a favore dell'utilizzo dei grassi come fonte di energia; finito l'allenamento una ricca colazione con carboidrati e proteine; iniziare la giornata carichi di endorfine e buon umore.

Voglio dimagrire, ma da quale programma inizio?

Il punto di partenza sarà il tuo livello di preparazione! Ricorda che ti allenerai a stomaco vuoto, non avrai idea di come il tuo corpo reagirà a questo stimolo, figurarsi ad uno molto intenso.

Tieni a portata di mano del miele, qualora dovessi sentire le avvisaglie di uno svenimento da calo di zuccheri. Questo caso non si presenterà se l'attività svolta sarà alla tua portata. Ma prevenire è meglio che curare.

Non improvvisare programmi di allenamento se non hai le basi. Segui piuttosto un professionista.

Fatte le dovute premesse, il consiglio che mi sento di darti è di iniziare da attività cardiovascolari moderate se non hai padronanza della tecnica dei movimenti di esercizi a corpo libero e di affidarti ad un programma *H.I.I.T.* se, invece, sei allenato.

Bisogna preparare il tuo corpo ad uno stimolo che, nel corso delle settimane e dei mesi, sarà più intenso. Se non hai mai fatto sport potresti iniziare con una corsa sul posto, fare più volte le rampe di scale del tuo palazzo, sederti e alzarti dalla sedia. Il tuo programma deve prevedere delle soste in cui ti permetterai di riprendere fiato per poi ricominciare. Inizia da piccoli obiettivi. Il primo giorno cinque minuti. Il secondo giorno otto minuti. Il terzo dieci. Arriva, nell'arco di tempo che ti serve, ad un workout di 20/30 minuti, dove l'obiettivo sarà mirare al *breve ma intenso*.

Breve ma intenso è il principio del programma di allenamento H.I.I.T, da *High Intensity Interval Training*, letteralmente tradotto in "allenamento intervallato ad alta intensità".

L'High Intensity Interval Training è una metodica di allenamento costituita dall'alternarsi di sforzi di breve durata ma molto intensi, seguiti da momenti di recupero attivo poco intensi.

Nello specifico gli sforzi definiti intensi ma brevi saranno esercizi anaerobici dove, quindi, è previsto un lavoro muscolare atto a coinvolgere più fibre dello stesso o di più muscoli, al fine di lavorare a cedimento per la costruzione di massa magra. Squat, piegamenti sulle braccia, trazioni, affondi, burpees. Tutte le attività durante le quali il fisico viene portato vicino al limite della propria velocità o forza, rientrano in questa categoria. Il recupero che segue è generalmente di tipo attivo, ovvero ancora in movimento. In base al tipo di programma o agli esercizi svolti, un recupero attivo, in genere aerobico, potrebbe essere una marcia sul posto, una corsetta leggera o qualsiasi altro movimento che vi permetta di riprendere fiato dall'esercizio precedente senza, tuttavia, entrare in uno stato di stasi.

Rispetto all'allenamento a bassa intensità, il protocollo H.I.I.T. riduce in modo significativo la resistenza all'insulina, portando come risultato una predisposizione alla perdita di grasso e ad una discreta riduzione dei livelli di glicemia a digiuno.

Non esiste una formula specifica di HIIT. In base al proprio livello muscolare e cardiovascolare, la concentrazione del recupero può essere lenta o media; il vero focus sono i picchi di alta intensità.

Una sessione di allenamento H.I.I.T. generalmente comprende:

- Riscaldamento specifico dei muscoli e generale di attivazione motoria.
- Ripetizione di esercizi ad alta intensità con stazioni di recupero attivo di media intensità.
- Defaticamento ed esercizi di allungamento.

Vista l'intensità di questi programmi, gli allenamenti hanno una durata che varia dai cinque ai trenta minuti. È una metodica di allenamento eccellente per tutti coloro che hanno bisogno di ottenere ottimi risultati massimizzando i tempi delle sedute di allenamento.

Ormoni e allenamento: massa muscolare

Cortisolo e testosterone, ancora loro ma questa volta il pomeriggio.

Cos'è cambiato? La produzione di cortisolo è alla sua produzione minima quotidiana (componenti di stress escluse ovviamente) e il testosterone è al suo secondo picco giornaliero. Questi due fattori, insieme ad una migliore efficienza polmonare e cardiaca, una maggiore quantità di energia grazie ai pasti metabolizzati e una temperatura del corpo ottimale, predispongono il corpo ad una forza esplosiva idonea all'incremento della massa magra.

Se il vostro obiettivo è l'incremento del muscolo, il tardo pomeriggio è il momento giusto della giornata per un allenamento intenso; sfrutterete così il picco di adrenalina, ormone in grado di aumentare le vostre prestazioni sportive essendo precursore di una bella carica di energia.

Il livello più alto di picco energetico e testosterone, che predispone i muscoli ad essere più reattivi e flessibili e allo scheletro una maggiore mobilità articolare, è compreso tra le 16 e le 19.

Ben vengano gli allenamenti H.I.I.T. o utilizzando carichi e macchinari. Questo è il momento della giornata nel quale siamo più forti!

Non allenarsi in questa fascia oraria non implica risultati non ottimali, potrebbe semplicemente rallentare il processo di crescita muscolare. In ogni caso è sempre bene allenarsi, anche se fuori orario rispetto ai nostri obiettivi.

A conclusione di un'intensa sessione di allenamento, è bene nutrire i muscoli per permettere loro di ripararsi e ricostruirsi. Prima con il cibo e poi con il riposo.

Nel caso di aumento di massa magra e di allenamento pomeridiano è consentito consumare un pasto (cena) con un basso contenuto di carboidrati, sufficienti a ripristinare le scorte di glicogeno e, ovviamente, proteine di qualità. Nel sonno, GH e testosterone lavoreranno per l'incremento del nostro muscolo.

I benefici dello sport

Indipendentemente dall'orario, sono davvero tanti i benefici fisici e psichici dello sport.

L'attività fisica, insieme ad una buona nutrizione, sono le chiavi per ottenere la forma fisica desiderata e per migliorare le aspettative di vita, concetto ribadito più volte anche dall'Organizzazione Mondiale della Sanità. Studi recenti hanno dimostrato che muoversi in modo regolare consente di avere un'età biologica inferiore, migliora l'aspetto della pelle, del tono muscolare e dello scheletro.

Allo stesso tempo l'attività fisica vi permetterà di prevenire patologie come obesità, tumori, malattie cardiache, metaboliche e ipertensione. Abbiamo le soluzioni sotto al naso, soluzioni in grado di portarci al benessere. Perché opponiamo ancora resistenza.

Bisogna uscire dalla zona comfort. Creare nuove abitudini.

Inizia con piccoli passi, non trovare l'alibi del tempo. Ricorda che Michelangelo ha scolpito la *Pietà* in un anno. Anche tu, in un anno, puoi fare lo stesso miracolo: cambiare, scolpire il tuo corpo e renderlo levigato fuori e solido e sano dentro.

Prova a svegliarti prima la mattina, ritagliati quei venti minuti prima della colazione per poterti allenare. Trova, con l'aiuto di un trainer, l'allenamento giusto per te. Non perdere la costanza e dopo 21 giorni sarà una abitudine acquisita.

I risultati li vedrai nel medio-lungo termine e nel breve termine. In tempi più lunghi, con la costanza dell'esercizio e il piacere di una sana nutrizione, cambierai fisicamente rimodellando la silhouette e beneficiando di difese immunitarie più forti e di una salute generale migliore. Nel breve termine, aggiungerei immediatamente dopo il tuo allenamento, il tuo corpo sarà pervaso da endorfine, ormoni secretati che aiutano il corpo ad affrontare l'ansia e lo stress, fungendo da analgesico naturale. Le endorfine e la scarica di adrenalina saranno i precursori di un nuovo e duraturo buon umore che ti permetterà di vivere la giornata serenamente e al massimo. Per lo stato di post eccitazione che provoca l'allenamento è preferibile non allenarsi la sera. Con tutta questa carica, riusciresti a dormire?

Fai in modo che l'allenamento diventi il tuo stile di vita abituale e la tua medicina naturale, i benefici saranno sbalorditivi.

Dal punto di vista Fisiologico migliora:

- I fattori di rischio legati all'ipertensione
- La resistenza dei tessuti all'insulina
- Il colesterolo buono HDL
- Il controllo del peso
- I livelli di glicemia
- Le funzioni respiratorie e cardiache
- La robustezza del tessuto osseo
- Il tessuto muscolare scheletrico
- La mobilità articolare
- Le capacità condizionali e coordinative come velocità, forza, elasticità e resistenza

Dal punto di vista psicologico migliora:

- La concentrazione e le capacità di *problem solving*
- *L'equilibrio psicologico*
- La riduzione dello stress e dai pensieri quotidiani
- Buon umore, grazie alle endorfine
- Energia, grazie all'adrenalina
- La vita sociale
- L'amore per sé

Gli impegni lavorativi e in generale quotidiani sono sempre tanti, ma ricorda che non è mai troppo tardi per iniziare. Non devi aspettare che finiscano le feste per cominciare a fare sport, né iniziare necessariamente a settembre o in qualsiasi lunedì della settimana che verrà. Non crearti altri alibi. Fallo per te.

Hai capito che fare attività fisica porta moltissimi benefici, non farti frenare dalla pigrizia o dal pensiero che dovrai faticare troppo. Lascia che sia il tuo corpo a decidere per te, dagli la possibilità di provare.

Piccoli passi. Non serve allearsi sette giorni su sette se in vita tua non ti sei mai mosso. Non devi fare una gara e nessuno ti corre dietro o ti giudica. Lo stai facendo solo per te.

Trova la motivazione partendo da un obiettivo, il tuo obiettivo! Potrebbe essere perdere due chili, sollevare i glutei, avere una postura migliore. Trova il tuo e fa che sia forte, tanto forte da darti quella spinta, quella motivazione che allontana la pigrizia e farà percepire la fatica non come un dovere ma come un piacere.

Circondati di persone che fanno il tifo per te. Fai il tifo per te. Respira in un ambiente motivante e positivo. Inizia!

Il sonno: i risultati migliori iniziano da una bella dormita

Una sana alimentazione e l'allenamento possono fare la differenza sul nostro stato di benessere generale, rappresentano la migliore medicina naturale. Ma questa medicina naturale può fare poco se non è supportata da uno dei fenomeni più comuni che quotidianamente svolgiamo: dormire.

Il sonno può sembrare un processo fisiologico semplice e banale da gestire, in fondo non se ne ha quasi la percezione di come ciò avvenga. In modo del tutto spontaneo, ad un certo momento della serata, il corpo raggiunge uno stato di rilassamento tale da spingerci verso le braccia di Morfeo. Le persone più fortunate dormiranno senza interruzioni, beneficiando di un sonno ristoratore, molti altri saranno costretti ad un sonno interrotto per adempiere a funzioni fisiologiche come andare al bagno e, infine, i più sfortunati dormiranno poco e male a causa dell'insonnia.

Un fenomeno come quello del sonno è talmente importante da non poter essere interrotto. Dal sonno si determina la buona riuscita di una corretta alimentazione, di un allenamento proficuo, di una giornata di lavoro ottimale, di un umore stabile e sereno. Il riposo notturno determinerà la tua giornata in termini di attenzione ed energia e, più in generale, in termini di salute. È proprio nel momento in cui chiudi gli occhi e ti presti a dormire che si mettono in moto tutti i processi riparativi del corpo, vengono metabolizzate tutte le informazioni apprese durante la giornata e si ripristinano le energie. Il tuo corpo è in modalità *ricarica* e, proprio come se fosse un cellulare, non puoi staccare continuamente il dispositivo dalla presa elettrica o, a lungo andare, la batteria si rovinerebbe. Allo stesso modo il tuo corpo merita una ricarica senza interruzioni, un sonno che possa farti recuperare tutte le forze, un sonno che ricostruisca le tue cellule, elimini le tossine e secreti le proteine giuste atte a combattere infezioni e malattie. Ecco come un'azione che sembra così naturale e semplice è in verità molto complessa e di fondamentale importanza. La definizione stessa del sonno è complessa, basta leggerne la descrizione di Carskadon e Dement (2011) per rendersene conto:

"un fenomeno neurobiologico e comportamentale molto complesso, periodicamente necessario e reversibile, caratterizzato da una disattivazione percettiva dell'ambiente con una diminuita capacità di rispondere agli stimoli, che può essere interrotto istantaneamente attraverso l'attivazione del sistema di allerta in risposta ad un segnale biologico o uno stress fisiologico".

Nel 2015, la *Acedemy of Sleep Medicine* e la *Sleep Research Society*, dopo vari test, hanno stabilito delle linee guida, individuando le ore necessarie di sonno negli adulti (18-60 anni) per favorire lo stato di salute generale, mentale, immunitaria, metabolica e cardiovascolare. Il risultato finale determina che il sonno necessario è di 7 ore per notte. Dormine meno di 7 ore per notte e per più giorni consecutivi inficia il sistema immunitario e viene associato, nel medio periodo, alla propensione di fattori di rischio come: obesità, diabete di tipo due, infarto, ipertensione, problemi cardiaci, accumulo grasso viscerale, depressione. Nell'immediato, invece, maggiore rischio di incidenti per mancanza di lucidità e peggioramento delle performance.

La culla di molti malesseri inizia dalla privazione o da un'insufficienza di ore di sonno.

Il primo passo per rimettersi in forma, dentro e fuori, è dormire e, per farlo bene, dobbiamo capire quali sono i processi che regolano questo fondamentale meccanismo.

Sono due i processi che regolarizzano il ciclo sonno-veglia: il processo circadiano e quello omeostatico.

Il sonno come Ciclo Circadiano

Rispettare i ritmi circadiani è determinante per la qualità del nostro sonno e, quindi, ad ampio spettro su tutti i piani della nostra salute. La fluttuazione della minore o maggiore propensione al sonno è la base del processo circadiano, influenzato, come abbiamo visto, da fattori interni (orologi biologici) ed esterni (definiti *zeitgebers*) come ad esempio la luce e il buio. I fattori esterni concorrono ad alterare o azzerare il ritmo circadiano, per questo motivo è bene avere un'adeguata sincronicità tra orologi interni e fattori esterni, pena il rischio di creare squilibri che si ripercuoteranno in maniera irreversibile sulla nostra forma fisica, estetica e metabolica.

Cortisolo e melatonina sono i due ormoni responsabili del ciclo sonno veglia; seguono anche loro un ciclo circadiano e la presenza di uno deve necessariamente escludere la presenza dell'altro, a seconda delle fasi della giornata. Se la melatonina aumenta il cortisolo diminuisce e viceversa.

Lo stato di benessere inizia con il bilanciamento della secrezione di questi due ormoni, nel momento in cui uno predomina sull'altro siamo alla presenza di fenomeni che desincronizzano gli orologi biologici provocando un generale senso di malessere e disagio.

Per molte persone che soffrono di insonnia il problema di partenza è una produzione eccessiva di cortisolo che, in modo irreversibile, interferirà sulla secrezione di melatonina, responsabile dello stato di rilassamento che servirà a condurci verso un sonno ininterrotto. Troppo cortisolo serale, indotto da introito di carboidrati e zuccheri, da sport intenso praticato in ore serali o dall'esposizione prolungata alle luci blu (televisione, tablet, pc) condurrà verso difficoltà ad addormentarsi o a dormite interrotte da appuntamenti al bagno, dovute al cortisolo ancora in circolo. Dormire poco e/o male altererà l'umore e le energie dell'intera giornata, compromettendo, nel medio e lungo periodo, il nostro benessere fisiologico.

Il sistema parasimpatico può, in questo caso, giocare un ruolo decisivo, essendo il sistema responsabile delle funzioni di rilassamento.

Il sonno come Processo Omeostatico

Il ciclo di sonno non sottostà solamente al ritmo circadiano, se così fosse basterebbe l'alternarsi della luce e del buio per determinare il momento esatto in cui svegliarsi o dormire. Questo spiega perché riusciamo a sostenere il peso di notti brave o di lavori su turnazione, senza crollare all'arrivo della notte ma, piuttosto, riuscendo a risolvere il problema invertendo il momento del ciclo sonno-veglia: di giorno dormiamo e di sera rimaniamo svegli. Il corpo si adatta per non andare in debito da sonno. Il processo omeostatico indica proprio la maggiore propensione a dormire in funzione delle ore che abbiamo trascorso di veglia per evitare di andare in debito di sonno.

Nel momento in cui siamo svegli si iniziano ad accumulare nel corpo le molecole ipnogeniche, responsabili della propensione al sonno. Aumentando la concentrazione di queste cellule, il nostro organismo sarà sempre maggiormente predisposto ad addormentarsi, fino al momento in cui effettivamente il corpo si spegne per dormire. Dormendo vengono svuotate queste riserve e al risveglio il ciclo riprende.

Ad oggi non è chiaro dove risieda la base di questo complesso meccanismo, ma si è giunti alla conclusione che insieme ai ritmi circadiani, agli orologi interni e al sistema parasimpatico, regoli le funzioni del sonno.

Il ciclo di sonno-veglia, in rapporto al processo omeostatico e al ritmo circadiano, funziona in questo modo:

Al mattino il processo circadiano e il debito di sonno sono al loro minimo, è in questo momento che avviene il risveglio, quando la differenza fra i due processi è pari a zero. Con il trascorrere delle ore i due processi aumentano insieme, la loro differenza cresce ma rimane in una percentuale piuttosto bassa, potremmo iniziare a sentirci meno energici ma tuttavia non propensi ancora al sonno. Almeno fino alla sera, quando le ore di veglia superano i livelli dei ritmi circadiani che dopo una giornata di attività, torna a decrescere. La differenza tra i due processi è cresciuta insieme al debito di sonno e questo ci porterà, in modo del tutto naturale, a voler dormire. La notte di sonno resetterà la differenza tra ritmo circadiano e processo omeostatico e all'indomani il ciclo riprenderà.

Le fasi del Sonno

Nel momento del sonno, il nostro fantastico cervello oscilla continuamente tra due fasi; quella NREM e REM.

La NREM (Nonrapid eye movement sleep) è la fase in cui è assente il movimento degli occhi. Viene nominata anche come fase *non REM* o di *sonno tranquillo*. È, a sua volta, suddivisa in quattro momenti che hanno una durata variabile tra i 5 e i 15 minuti circa cadauno. Un intero ciclo di sonno NREM dura mediamente tra i 60 e i 70 minuti.

I quattro stadi della fase NREM sono:

- Stage uno: Inizia a diminuire la risposta agli stimoli esterni. È il passaggio dalla veglia all'addormentamento.

- Stage due: rappresenta il 50% dell'intera fase di sonno. In questo momento dormiamo in maniera più profonda rispetto allo stage uno, ma non siamo ancora in una fase di sonno riparatore o ristorativo, siamo nella sfera del sonno leggero.

- Stage tre e quattro: caratterizzati da onde a bassa frequenza, rappresentano la fase del sonno profondo in cui la corteccia cerebrale è alla sua minima attivazione. È in questo momento che il GH, ormone della crescita, raggiunge i suoi massimi livelli contribuendo al ripristino e alla ricostruzione cellulare e neuronale. Questo stage, fondamentale per i nostri processi di recupero, occupa circa il 15-20% del nostro sonno.

Durante le varie fasi del sonno NREM si attiva la branca parasimpatica del sistema nervoso, che per mezzo del nervo vago, porterà progressivamente a una diminuzione della temperatura corporea, del ritmo respiratorio, della frequenza cardiaca e della pressione arteriosa, permettendoci un risparmio sulla spesa energetica dell'organismo.

La fase NREM, nella sua totalità di stage, occupa circa il 75% dell'intera fase di sonno, il restante 25% è occupato dalla fase REM, il cui ciclo dura mediamente 15 minuti e ha inizio al concludersi della fase NREM.

La fase REM (Rapid eye movement-Movimento oculare rapido) viene definita anche del *sonno paradosso*, in quanto rappresenta il momento di sonno più profondo ma le attività cerebrali riprendono, motivo per cui in questa fase anche gli occhi si muovono rapidamente sotto le palpebre.

È curioso notare come nel momento di sonno REM i muscoli di braccia e gambe siano in uno stato di semi-paralisi, definito *stato di atonia muscolare*. Ad oggi la spiegazione più convincente è che il cervello attivi un meccanismo di tensione verso gli arti per evitare che si possano fare movimenti bruschi o involontari atti a provocare danni. È infatti proprio questa la fase in cui sogniamo e tendiamo a ricordare i sogni e il corpo, in qualche modo, si protegge da impulsi e azioni fisiche che potrebbero essere dettate dalle immagini e visioni dei nostri sogni.

La fase REM è definita dalla scienza come il momento più importante del sonno. È in questo stadio che, probabilmente, avviene il fenomeno di *washing out*, ovvero il momento in cui il cervello si ripulisce da tutti gli scarti accumulati durante la giornata, scarti che sembrerebbero essere correlati alla progressione di patologie neurodegenerative.

La fase NREM e REM hanno una durata complessiva di circa un'ora e mezza e si alternano mediamente 4-5 volte nell'arco dell'intera nottata.

Accumulare ore di sonno non è sufficiente per sentirsi perfettamente riposati. È fondamentale che il sonno attraversi tutte le fasi e tutti i cicli, assicurandosi di entrare e sostare, soprattutto nella fase REM, per poter beneficiare di tutti gli effetti positivi legati al benessere e alla salute psicofisica della persona.

Disturbi del Sonno

Ricordi il piacere di una bella dormita? Una di quelle profonde, senza interruzione alcuna, talmente distensiva da farti sentire vivo, in salute e pieno di energia al risveglio? Rigenerato e messo a nuovo. Questa dovrebbe essere la sensazione ad ogni nostro risveglio. Quante volte invece capita di non riuscire a prendere sonno, dormire meno ore di quelle necessarie, svegliarsi per andare in bagno, o alzarsi al mattino già fiacchi. Questi sono alcuni dei sintomi più comuni legati ai disturbi del sonno, disturbi che possono avere soluzioni adottando piccole nuove abitudini.

Le difficoltà legate al sonno hanno molteplici cause. Le emozioni giocano un ruolo decisivo. Saper gestire lo stress degli eventi quotidiani, permettendoci di riuscire a rilassare e distendere la mente e il corpo, è il primo punto di partenza per riuscire a dormire serenamente. Seguono le abitudini, la cui maggior incidenza spetta a quelle alimentari, al movimento e all'uso dei dispositivi elettronici. Il disturbo del sonno, quindi, ha origine da un lato dalla nostra mente, troppo occupata a rielaborare le informazioni e le emozioni della giornata e, dall'altro, dal corpo che, a causa di una cena troppo pesante, dell'allenamento serale troppo intenso o dall'esposizione visiva prolungata di luci blu, non riesce a contrastare la secrezione di cortisolo, penalizzando quella di melatonina, il nostro sonnifero naturale.

I principali disturbi del sonno sono legati all'*insonnia*, ossia *non sonno*, stato che definisce la difficoltà di mantenimento e stimolo al sonno. È ritenuta una patologia e le conseguenze sullo stato di salute di una persona possono essere molto gravi.

Le cause del mancato sonno possono essere: esterne, psichiche, di origine organica, respiratorie e di movimento incontrollato.

Disturbi del sonno dati da fattori esterni

Sono correlate, come dice la parola stessa per definizione, da cause esterne a cui spesso è possibile porre immediatamente rimedio.

Tra i fattori più comuni di insonnia per motivi esterni:

- Camera da letto che presenta condizioni insolite: troppo luminosa, rumorosa o con un clima inappropriato
- Desincronizzazione ritmi circadiani: alterare il ciclo sonno-veglia, jet-lag, fuso orario, lavoro su turni
- Cambiamenti delle abitudini del sonno: andare a dormire ad orari continuamente diversi
- Disturbi del sonno a causa di medicinali o di farmaci anoressizzanti e stimolanti

Disturbi del sonno dovuti a fattori della psiche

La mente, centralina di pensieri, immagini, emozioni e stati d'animo su cui rimuginare tanto quanto basta per privarci del piacere del sonno. La maggior parte dei disturbi deriva da cause psichiche, il cui massimo esponente e artefice è lo stress. Sarà capitato a tutti di aver avuto un episodio di insonnia legato a un problema o una situazione stressante affrontata durante una giornata e non bene metabolizzata. Questo è solo uno degli aspetti più comuni che coinvolge la sfera dei fattori emotivi. Il senso naturale del sonno si perde facilmente con sentimenti come preoccupazione, sensi di colpa, ansia e attacchi di panico, stati depressivi, paura nel dover affrontare una prova o un esame.

Tra i fattori più comuni di insonnia per motivi psichici:

- Disturbi ansiosi: difficoltà a respirare, sudorazione incontrollata e tachicardia sono la causa di risvegli notturni o della impossibilità di prendere sonno o riaddormentarsi.

- Disturbi da eventi gravi: rientrano in questa categoria gli episodi che hanno costruito un trauma nella nostra psiche. Abusi, violenze, infortuni, lutti ed eventi catastrofici si possono ripresentare nel momento in cui il corpo si rilassa e l'inconscio prende il sopravvento proponendo immagini, stati d'animo o percezioni che riportano ai traumi subiti.

- Disturbi da dipendenza di alcolici: anche se gli alcolici stimolano sonnolenza, nel lungo periodo alterano l'architettura del sonno, sopprimendo le fasi di sonno REM e sonno profondo.

- Disturbi da dipendenza da sonniferi: come spesso succede, con l'abuso di farmaci, subentra il fattore di assuefazione che comporterà il mancato addormentamento indotto chimicamente. L'interruzione dei sonniferi, spesso, provoca, per chi ne è assuefatto, senso di vertigine e nausea oltre ad una risposta peggiore all'insonnia.

- Disturbi da sostanze eccitanti: bevande energizzanti, caffeina, nicotina, anfetamine e sostanze stupefacenti, stimolatori del metabolismo e soppressori della fame attivano uno stato di sovreccitamento che potrebbe indurre all'insonnia.

- Disturbi da depressione: i pensieri tormentati conducono alla depressione e al mancato riposo. Il mancato riposo alimenta il senso di disfatta e la depressione. Questo brutto circolo vizioso porta ad una patologia che oggi è tra le più diffuse nel mondo.

Disturbi del sonno dovuti a fattori di origine organica

In questa categoria rientrano i casi con patologie a carico del sistema nervoso centrale, malattie generali e metaboliche (per i diabetici ad esempio la fase di ipoglicemia notturna) e le sindromi dolorose.

Disturbi del sonno dovuti a fattori respiratori

La sindrome da apnea notturna è un altro dei disturbi del sonno più diffusi. I fattori di rischio sono associati, il più delle volte, al sovrappeso, a problematiche nasofaringee, al fumo e all'alcol. Ne soffrono maggiormente gli uomini ed è una problematica seria diffusa come il diabete.

Nonostante la sua diffusione ad oggi si conosce molto poco su questo disturbo.

Il primo campanello di allarme è la sonnolenza mattutina nonostante si abbia avuto la percezione di aver dormito senza interruzioni. L'apnea notturna è caratterizzata dal verificarsi di centinaia di pause respiratorie durante la fase di sonno. Chi ne soffre ha un collasso delle vie aeree superiori con conseguente abbassamento dei livelli di ossigeno nel sangue. A questo momento di apnea subentra una reazione di microrisveglio da parte del nostro organismo, un momento tanto piccolo da non essere percepito consciamente come un'interruzione del sonno. Queste frazioni di risveglio danno l'input al corpo di riossigenarsi respirando dopo uno stato di apnea avvertito come pericolo.

L'interruzione e i risvegli (seppur non avvertiti) continui, non permettono al corpo un riposo adeguato e profondo, causando quella che, oggi, potrebbe essere definita come stanchezza cronica.

Disturbi del sonno dovuti a fattori di moto incontrollati

A questa ampia categoria rientrano le persone che, durante il momento del sonno, continuano in momenti più o meno lunghi a muovere gli arti superiori, inferiori o entrambi. Tra queste:

- *Sonnambulismo:* è il disturbo motorio più pericoloso e si manifesta principalmente negli adolescenti e nei bambini. La persona che ne soffre, in uno stato di addormentamento, si alza dal letto e girovaga. La minaccia è in primo luogo di tipo fisico. In questo momento non si ha percezione dello spazio in cui ci si muove: oggetti, scale, finestre aperte possono diventare elementi di pericolo con elevato rischio di ferimento. In secondo luogo non è una situazione di sonno che rigenera, dato il coinvolgimento della parte simpatica che domina sull'ortosimpatica.

- *Bruxismo:* coinvolge la dentatura che viene rovinata stringendo, serrando e digrignando i denti. Le cause sono ignote, si suppone siano legate a fattori di stress incontrollato che inconsciamente sopraggiungono nella fase del sonno. Le conseguenze sono devastanti dal punto di vista estetico e fisico. I denti si usurano, nei casi peggiori perdono smalto, forza e sostegno con la gengiva, diventando mobili. Producono un affaticamento generale della muscolatura masticatoria che, essendo ripetutamente sottopressione, si ripercuote sulle tempie provocando mal di testa. Il bruxismo potrebbe essere associato anche all'apnea notturna. La continua tensione e movimento mandibolare non favorisce il riposo e il recupero notturno.

- *Movimenti degli arti:* episodi di movimento incontrollato degli arti superiori o inferiori durante il sonno. Chi ne soffre non se rende conto, in genere è a causa di un urto o del partner che se ne accorge che questa problematica viene scoperta. Nella maggioranza dei casi il movimento incontrollato coinvolge le gambe più delle braccia. Gli episodi di movimento motorio hanno una durata variabile che oscilla dal mezzo ai cinque secondi con intervalli statici di 20-40 secondi. La durata di questi momenti può durare minuti come ore. In questo lasso di tempo il corpo ha delle reazioni che non sono consuete in una fase di quiete e riposo; si attiva la muscolazione, aumenta la pressione arteriosa e il battito cardiaco disturbando così il sonno che risulta, anche in questo caso, inconsciamente interrotto.

- *Gambe senza riposo:* conosciuta con il nome inglese *Restless-Legs-Syndrome* rientra nei disturbi neurologici del sonno. Le cause non sono ancora del tutto note. Potrebbero incidere fattori ereditari e patologie come diabete, Parkinson, celiachia, artrite reumatoide, malattie renali, malattia di Lyme. Le persone affette da questa sindrome faticano a descrivere i sintomi fastidiosi che sopportano. Il punto comune è che si percepisce la necessità di muovere le gambe per contrastare le fitte e il dolore che si prova.

Prurito, contrazioni muscolari spontanee, formicolii agli arti inferiori sopraggiungono nel momento in cui ci si sdraia a letto, costringendo la persona a doversi alzare ripetutamente e a muovere le gambe per alleviare i fastidi, interrompendo il sonno e non riuscendo ad addormentarsi.

Conseguenze date dalla deprivazione di sonno

Lo studio sul sonno e sui disturbi ad esso legati, rappresenta uno degli argomenti più affascinanti e complessi del nuovo millennio. Scienziati, ricercatori, medici e psicologi analizzano i fenomeni dell'insonnia in tutte le sue forme, cercando soluzioni ad un problema che oggi colpisce oltre il 30% della popolazione mondiale. Dormire poco e male è una delle principali cause di progressione di malattie a carico del sistema immunitario e neurologico.

Patologie, psicosi, stati dell'umore alterati, sovrappeso possono trovare una cura naturale nel sonno.

Da un'indagine condotta da "Il Sole 24 ore" del 21 giugno 2007, emerge un dato interessante: oltre 13 milioni di persone in Italia soffre di insonnia cronica. Sarebbe interessante sapere quali potrebbero essere i dati aggiornati ad oggi, considerando che la qualità della vita ha subito cambiamenti volti a tempi molto più frenetici e stressanti a discapito del nostro equilibrio psico-fisico.

Sette italiani su dieci manifestano disturbi del sonno caratterizzati da sempre più frequenti risvegli notturni che non favoriscono un corretto (perché continuo) riposo. Svegliarsi nel cuore della notte e andare in bagno è un campanello d'allarme per lo stato del nostro benessere perché rappresenta un'interruzione nel processo di recupero del nostro organismo. Nel momento in cui si consapevolizza che non ci sentiamo sufficientemente riposati, nonostante la percezione e convinzione di aver dormito bene, si manifesta il problema e, come tale, deve essere trattato con le dovute attenzioni volte a trovare una soluzione. È evidente che l'insonnia potrebbe essere un fenomeno sporadico perché legato magari, in un dato momento, ad una situazione psicologica dell'individuo. Delle volte basta una brutta lite per far perdere il sonno; altre volte però la natura dell'insonnia è talmente subdola da non farci percepire la reale causa, ma nel medio-lungo periodo le conseguenze sono devastanti.

I segni più comuni da carenza di sonno nel breve periodo includono:

- Stanchezza al risveglio
- Sbadigli continui nell'arco della giornata
- Sonnolenza diurna
- Irascibilità
- Mancanza di energia e concentrazione
- Nel medio lungo periodo invece la carenza di sonno presenta queste sintomatologie:
- Aumento del grasso corporeo
- Alterazione repentina dell'umore
- Stati d'ansia
- Depressione
- Malattie
- Pensieri di suicidio

La mancanza di sonno è una delle prime cause di isolamento sociale e concorre allo sviluppo di forme depressive. L'irascibilità che segue al mancato riposo si ripercuote nella sfera affettiva, portando la persona a ricercare uno stato di isolamento perché non riesce a reggere il peso e la sopportazione della presenza, del dialogo e del confronto con situazioni e individui. Si perde il controllo delle emozioni.

La scienza ha ormai consolidato la tesi che la carenza di sonno, protratta nel tempo, ha delle conseguenze sul declino della forma fisica del corpo e sulla salute immunologica e psichica della persona.

Deprivazione di sonno e l'Apparato Digerente

Non essere allineati con i ritmi circadiani è una delle cause principali di mal nutrizione, aumento di grasso e perdita del tono muscolare. Non rispettare il ciclo di sonno-veglia, comporterà una dilatazione temporale delle ore in cui saremo svegli a discapito di un mancato sonno atto a ricaricare le batterie. Meno ore di sonno vuol dire più tempo da dedicare ad attività che possano *alleviare* lo stress di una lunga giornata. Stress e il cattivo umore, spesso, cerchiamo di soffocarli nel cibo. Più ore svegli quindi, più possibilità di mangiare fino a tarda notte e, certamente, non sarà un gambo di sedano il nostro ultimo pasto prima di andare a letto. Ma un'altra minaccia responsabile del rischio di obesità e sovrappeso si cela invisibile: dormire poche ore. La privazione di sonno colpisce due ormoni che controllano il senso di fame e sazietà: la *leptina* e la *grelina*.

La leptina lancia al cervello il segnale di stop, informandolo che la misura è colma ed è sopraggiunta la sazietà a seguito di un pasto. La grelina al contrario stimola l'appetito.

Dormire poco diminuisce e altera la secrezione di leptina e favorisce quella di grelina, aumentando quindi il senso di fame anche quando si dovrebbe essere sazi. Questo fattore, in combinazione con una produzione di cortisolo indotta magari dal consumo di troppi zuccheri, spiega il perché di sera si tende ad avere ancora più fame rispetto al resto della giornata. Dormire poco ti porterà a svegliarti stanco, la stanchezza ti costringerà a bruciare meno calorie e a saltare l'allenamento, cercherai sostegno energetico nel cibo sbagliato e il ciclo si ripete. Ma non finisce qui. Dormire poco altera la secrezione di un altro ormone importante, l'insulina. In queste condizioni l'insulina, che di notte dovrebbe raggiungere i suoi livelli minimi perché siamo a digiuno, tende ad elevarsi accompagnando un maggior quantitativo di zuccheri circolanti nel tuo sangue, incrementando così la possibilità di sviluppare patologie come il diabete di tipo due e l'accumulo di grasso.

Ricorda, colazione da re, cena da povero…non oltre le otto di sera.

Deprivazione di sonno e Sistema Endocrino

Le produzioni ormonali dipendono anche dalla qualità e quantità del tuo sonno notturno.

Il testosterone, che ha il suo picco intorno alle 2-3 del mattino, potrebbe subire un brutto arresto se il nostro sonno profondo risulta irregolare. La produzione di questo ormone deve essere sostenuta da almeno quattro ore di sonno senza interruzioni, pena l'aumento del cortisolo (di nuovo lui!) e la privazione di energia durante il corso della giornata.

L'irregolarità del sonno può inficiare la produzione di un altro importante e fondamentale ormone soprattutto tra adolescenti e giovani: il GH comunemente noto come l'ormone della crescita.

Il rilascio del GH ad opera dell'ipofisi permette al corpo di riparare i tessuti e favorisce la crescita muscolare quando sostenuta da una corretta alimentazione ed esercizio fisico. Dormire poco non vi farà crescere i muscoli e vi farà perdere tono muscolare.

Ricordate: è di notte che il corpo si ripara.

Deprivazione di sonno e Sistema Immunitario

Con il sonno non si scherza, soprattutto quando a rimetterci non è solo la nostra forma estetica e l'energia ma il sistema immunitario.

Secondo uno studio del National Health Service (NHS), dormine meno di 4-5 ore per notte aumenta la possibilità di contrarre un semplice virus come il raffreddore di cinque volte in più rispetto alle persone che dormono mediamente sette ore per notte.

Se non dormiamo a sufficienza il nostro organismo diventa più vulnerabile ad attacchi batterici di qualsiasi tipo.

Quando si dorme, il sistema immunitario produce sostanze disinfettanti e protettive come la *citochina*, che viene utilizzata per combattere le invasioni esterne di virus e batteri. La privazione di sonno impedisce al sistema immunitario di costruire le proprie difese, rendendoci non solo più esposti e vulnerabili ma, anche, predisposti a guarigioni più lente del normale.

Dormire troppo poco intossica il cervello con la produzione di una proteina chiamata beta amiloide associata alla patologia di Alzheimer.

Malattie croniche, sindrome metabolica, diabete, malattie cardiache e cancro possono dipendere o essere alimentate dalla privazione di sonno nel lungo periodo.

Quanto dormire?

Dormire è giusto. Non siamo delle macchine e il nostro corpo ha bisogno di un tempo per rigenerarsi. Privarlo di questa opportunità compromette la nostra salute psicofisica a 360 gradi.

Le ore di sonno raccomandate per garantire uno stato di benessere generale variano in base all'età.

La *National Sleep Foundation*, con la collaborazione dell'*American Academy of Pediatrics* e dell'*American Geriatrics Society,* suggeriscono di dormire:

0-3 mesi: 14-17 ore

4-11 mesi: 12-15 ore

1-2 anni: 11-14 ore

3-5 anni: 10-13 ore

6-13 anni: 9-11 ore

14-17 anni: 8-10 ore

18-64 anni: 7-9 ore

Oltre 65 anni: 7-8 ore

Adottare delle misure precauzionali, qualora si abbia la consapevolezza che il nostro corpo meriti un giusto recupero per adempiere al meglio a tutte le sue funzioni e proteggerci dall'insorgere di problematiche e patologie, è il punto di inizio da cui tutti dovremmo partire.

Soluzioni non farmacologiche ai disturbi del sonno: Igiene del sonno

Con il termine *igiene del sonno* si intendono tutte quelle regole e comportamenti che possono rappresentare una soluzione naturale a moltissimi fenomeni di insonnia.

Il semplice rispetto di questi principi favorisce il riposo notturno e attenua le difficoltà legate all'addormentamento, preservando la qualità e la quantità del riposo.

Curare l'igiene del sonno vuol dire prendersi cura di sé stessi partendo dalle proprie abitudini personali, spesso responsabili dell'irregolarità del sonno. È molto importante osservare questi metodi con regolarità, disciplina e costanza per ottenere benefici in termini di salute fisica, estetica e mentale.

Regole d'igiene del sonno

Rispetta il ciclo sonno-veglia: è la prima regola. Svegliarsi e andare a dormire sempre allo stesso orario ti permetterà di regolare la secrezione ormonale e sincronizzarla con i ritmi circadiani, beneficiando e massimizzando tutte le funzioni del tuo organismo.

Ridurre preoccupazioni e stress: i fattori emotivi negativi influenzano e condizionano il sonno peggiorandone la quantità e la qualità. Cercate di rilassarvi con tecniche di concentrazione, musica soft o la respirazione. Evitate, a prescindere, liti e discussioni e cercate di chiarire prima di andare a dormire. Delle volte, un confronto, un dialogo e delle parole di scuse possono salvarvi la nottata.

Sottrarsi dall'imposizione di andare a dormire: se non hai sonno e non riesci a prendere sonno, non forzare il tuo corpo e la mente, rischieresti di ottenere un effetto controproducente alterando il tuo umore con sentimenti di nervosismo e rabbia. Concediti un'attività che possa rilassarti e conciliare il sonno.

Limita il tempo trascorso a letto: la tua mente in primis deve associare la posizione da sdraiato come il momento in cui si dorme. Non confonderla. Durante la giornata evita lunghe soste a letto per mangiare, studiare o guardare la televisione. A meno che tu non sia influenzato e necessiti di riposo, puoi svolgere questo tipo di attività comodamente seduto.

Evitare il pisolino pomeridiano: dopo pranzo il nostro corpo subisce una fase di down in cui richiede riposo. Questa fase transitoria ha breve durata se il pasto non è stato troppo pesante. Duecento grammi di pasta vi daranno un torpore diverso rispetto a riso basmati, verdure e salmone. La pennichella pomeridiana potrebbe compromettere la digestione e favorire l'insonnia notturna, soprattutto se protratto oltre i trenta minuti. Se la necessità di sdraiarsi è impellente impostate la sveglia dopo venti minuti. E alzatevi.

Svolgi attività fisica con costanza: insieme al sonno e al cibo è una medicina naturale in grado di scaricare i nervi, produrre endorfine e serotonina che ti riempiranno di piacere, gioia ed energia, oltre a modellare esteticamente il tuo corpo. Ricorda però di scegliere bene l'orario in base ai tuoi obiettivi, ed evita di fare sport molto intensi dopo le otto di sera, pena il mancato recupero ad opera di un sistema simpatico iperattivo nel momento sbagliato.

Non bere troppo prima di andare a dormire: la conseguenza è logica. Più liquidi più soste al bagno. Non possiamo permetterci di spezzare il sonno nemmeno una sola volta per notte. Quindi sì all'idratazione ma ponendo maggiore attenzione ai sapori e al sale utilizzato nell'ultimo pasto. Tisane e diuretici possono ripulire il vostro organismo da impurità, ma il momento migliore per berle non è certo prima di andare a dormire.

Evitare il consumo di alcolici: per quanto l'alcol possa intorpidire non è una buona abitudine farne consumo. Contiene zuccheri che, come tali, si comporteranno una volta assunti. A qualsiasi ora. Le sostanze contenute negli alcolici potrebbero darvi l'impressione di conciliare il sonno, ma ne altereranno la qualità. Evitate dunque di berlo e se l'occasione proprio lo richiede, bere poco e comunque due/tre ore prima di andare a dormire.

Evitare o limitare il consumo di caffeina: non pensare solo a quanti caffè consumi nell'arco di una giornata. La caffeina come sostanza eccitante è presente in molte altre bevande energetiche e non. Se hai difficoltà a prendere sonno, questa sostanza dovrebbe essere consumata con moderazione e mai prima di andare a letto a dormire. Il caffè delle volte è più un'abitudine che una necessità.

Evitare o limitare il fumo: le sigarette tradizionali e le elettroniche per i nuovi fumatori, sono considerate, per molti, un rimedio contro lo stress. Fumare non distende i nervi e, oltre ad essere la principale causa di patologie serie legate al cuore e ai polmoni, può compromettere la qualità del sonno. La nicotina è una sostanza stimolante e chi ne fa consumo, soprattutto in tarda serata e/o notte, rischia di soffrire di insonnia, con tutte le conseguenze che ne derivano. E se fossero le sigarette a farvi perdere il sonno?

Consumare pasti con regolarità: colazione da re, pranzo da principi e cena da poveri. La cena è il pasto che più di tutti potrebbe compromettere la qualità del vostro sonno. Carboidrati solo se necessario e mai cenare in tardo orario. È buona regola evitare di sdraiarsi subito dopo aver consumato l'ultimo pasto della giornata per favorire la digestione degli alimenti.

Evitare l'esposizione a fonti di luce: l'esposizione prolungata a fonti di luce intensa inficia la qualità del sonno notturno. Dispositivi elettronici come cellulari, tablet, televisioni e computer emettono una particolare fonte luminosa denominata *luce blu.* La luce blu attiva i ricettori della retina che, avvisando la presenza di luce, riducono la produzione di melatonina, ormone indispensabile per prendere sonno. Il tuo sistema simpatico si attiva, la presenza di fonti luminose inducono a confondere il giorno con la notte e subentra uno stato di veglia inopportuno. Per lo stesso motivo è bene evitare anche i videogiochi in tarda sera.

In commercio esistono delle lenti particolari in grado di fare da filtro e contrastare la frequenza delle onde blu, permettendo quindi una normale secrezione di melatonina per assicurare cicli di sonno regolari.

La comodità della camera da letto: l'ambiente in cui dormiamo deve essere confortevole e indurci al sonno. La camera da letto dovrebbe essere in una posizione della casa poco rumorosa, il letto lontano da fonti di luci (mascherare le finestre con spesse tende) e alla giusta temperatura. Assicuratevi che l'ambiente sia fresco, perché favorirà il sonno. La temperatura ideale per gli adulti è intorno ai 18 gradi. Questo argomento verrà affrontato ampiamente dopo.

La buona routine: crea la tua buona routine pre-nanna, un insieme di piccole abitudini quotidiane che possano rilassarti e condurti dolcemente tra le braccia di Morfeo. Un esempio di routine potrebbe essere: lavarsi i denti con calma, concedersi una doccia o un bagno caldo per stimolare il sistema parasimpatico, praticare esercizi di respirazione o brevi meditazioni. Coccolarsi e calmarsi. Andare a dormire in pace.

Sono molte le attività che possono rilassarvi permettendovi di dormire serenamente e senza interruzioni:

- *Colorare mandala:* i mandala sono disegni a forma circolare che stimolano la fantasia, la concentrazione e la quiete. Colorare con attenzione le forme vi permetterà di abbassare la frequenza cardiaca e calmarvi.

- *Ascoltare musica:* non rock e non dance. Ascoltate musica che vi metta in contatto con l'anima. Suoni della natura, musica rilassante e tutto ciò che possa indurvi calma. Ascoltatela ad occhi chiusi, respirando profondamente e lasciando che la vostra mente si svuoti dallo stress per riempirsi di serenità. La musica abbasserà la frequenza cardiaca e la pressione sanguigna.

- *Prendete luce:* esporsi alla luce naturale durante la giornata, secondo uno studio, aumenta la possibilità di dormire meglio la sera dell'83%. La luce del sole solleticherà il vostro buon umore e la produzione di vitamina D.

- *Indossate calzini:* secondo uno studio pubblicato sulla rivista *Nature*, scaldare mani e piedi quando si è a letto favorisce la produzione di melatonina e, quindi, del sonno.

- *Stimolare il Sistema Nervoso:* un bagno caldo distenderà i muscoli e allevierà il senso di stress attivando il sistema parasimpatico. Rispettate questo momento e ringraziate per viverlo. Al mattino invece, bagnate gli arti e il viso con acqua fredda, attiverà il sistema simpatico, rendendovi energici e lucidi.

- *Esercizi di concentrazione:* questa tecnica vi permetterà di liberare la mente dai pensieri. Da seduti in posizione comoda, o sdraiati, concentratevi sulla regolarità della vostra respirazione. Gonfiate il diaframma e contate i respiri. La vostra attenzione deve essere solo su questi due punti. Contare i respiri e diaframma che si muove. E se dovesse sopraggiungere un pensiero negativo, iniziate a contare da capo.
- *Esercizio di respirazione:* stimolare il sistema parasimpatico con la respirazione porterà inevitabilmente a dormire. Questo esercizio consiste nel prendere aria dal naso in 2 secondi gonfiando il diaframma, trattenerla per 3 e liberarla in 4. Basteranno cinque minuti e il vostro sistema nervoso vi dirà che è giunto il momento di dormire. Qualora risultasse difficile respirare in questi tempi esiste un esercizio analogo che vi permetterà di imparare la respirazione lenta con uno spirito più divertente: *le bolle di sapone.*

Si, hai letto bene. Le bolle di sapone hanno una funzione ipnotica che libera la mente dai pensieri negativi, rilassa come gesto in sé, calma e, soprattutto, in modo del tutto inconsapevole, ci insegna a respirare senza fretta favorendo, come nell'esercizio precedente, il corretto funzionamento del sistema parasimpatico. Fare le bolle di sapone ti costringerà a dover inspirare a lungo, trattenere il fiato e rilasciare l'aria lentamente dalla bocca per evitare di scoppiare le bolle. Provare per credere!

Cambiare piccole abitudini e crearne di nuove confortanti, potrebbe fare la differenza.

Potreste finalmente dormire sonni tranquilli.

Quando a seguito di vari test sul cambio delle abitudini i disturbi del sonno non dovessero passare, è il caso di rivolgersi ad un Esperto del sonno per effettuare esami specifici come la polisonnografia.

Il Feng Shui e la camera da letto

La camera da letto dovrebbe essere, tra le stanze della casa, quella a cui prestare maggiore attenzione e cura.

È la culla del nostro sonno, ed essendo il buon sonno la base di una buona vita in salute e vitalità, è giusto approfondire il discorso parlando di un'antica disciplina cinese: il *Feng Shui*.

Il Feng Shui, di origine tibetana e cinese, è nato oltre 5.000 anni fa con lo scopo di trovare e ricreare una situazione di armonia tra uomo, ambiente e abitazione, evitando che influssi negativi possano intercorrere tra l'essere umano e le costruzioni.

Secondo il Feng Shui la materia, sia animata che inanimata, sprigiona energia che cambia a seconda della forma dell'oggetto e dalla sua materia prima. Quando gli oggetti presenti in un ambiente sono in armonia tra loro diffonderanno energia positiva anche alle persone presenti; quando gli elementi tra loro non sono in armonia, perché forme e materiali non sono in equilibrio, condizioneranno negativamente l'energia della stanza infondendola anche alle persone.

Ecco perché il Feng Shui viene definita come una disciplina; studia gli equilibri tra gli ambienti e gli oggetti per potenziare il benessere di chi li vive. Quale ambiente è più prezioso della camera da letto, sede dei nostri sogni e del nostro recupero psicofisico?

È proprio da questa stanza che inizia il principio del nostro benessere. Un sonno riparatore passa anche attraverso la disposizione e la forma dell'arredo.

La posizione della camera da letto dovrebbe essere lontana il più possibile dalla porta d'ingresso e da affacci su strade molto trafficate e rumorose. L'inquinamento acustico è uno dei maggiori responsabili dell'interruzione del sonno. È preferibile, per lo stesso motivo, che non sia in prossimità di pianerottoli con ascensore o sopra una camera con caldaia. L'esposizione migliore sarebbe verso un affaccio naturale e pacifico. Una soluzione al rumore esterno potrebbero essere le finestre insonorizzate e tende a tinta unita per far filtrare meno luce.

La forma della camera da letto deve essere regolare, nel perimetro e nelle altezze. Vanno bene quindi forme simmetriche come cerchi, rettangoli, quadrati, esagoni e ottagoni; no a forme irregolari come trapezi, pareti oblique, forme ad L e soffitti inclinati caratteristici delle mansarde.

Dovete immaginare l'energia come un flusso che deve viaggiare in uno spazio senza ostacoli, quindi il più possibile regolare e simmetrico.

Preferite colori e tinte pastello per le pareti e i tendaggi. Tonalità fredde come il verde, il blu, l'azzurro o il bianco infondono quiete e calma, promettendovi sonni tranquilli. Colori troppo vivaci come il rosso potrebbero indurre il cervello ad uno stato di eccitazione, meglio quindi evitare.

Il letto deve essere di forma rettangolare, collocato di traverso e lontano dalla porta di ingresso e con la testata a nord e poggiata al muro per infondere senso di sicurezza e protezione. La porta non deve puntare ai piedi o alla testata del letto, questo per evitare che energie possano travolgere la persona sdraiata. Tale posizione nel Feng Shui rappresenta la malattia e il malessere.

Evitare anche di posizionare il letto tra due finestre, tra due porte o tra una finestra e la porta in quanto questa disposizione è simbolo di energia distruttrice.

La porta di ingresso della camera da letto non deve essere in linea con altre porte, in particolar modo con quella del bagno perché è presagio di sfortuna.

La finestra dovrebbe guardare verso est nelle camere dei giovani; come il sole nascente loro rappresentano il futuro, l'energia piena, la primavera. Al contrario una finestra esposta verso ovest, è più adatta a persone mature che beneficeranno del tramonto del sole, allineandosi ad energie di tranquillità e calma.

Il letto non dovrebbe stare direttamente sotto la finestra. Basta solo la percezione del cambio di luce per svegliare il nostro corpo e interrompere il sonno. Tende e persiane possono risolvere il problema.

Il materasso e il cuscino devono essere scelti con molta cura, sono i primi responsabili della buona riuscita del sonno. Evitare materassi troppo duri, molli e ad acqua. Quest'ultimi rappresentano l'instabilità. La presenza dell'acqua nella camera da letto, in forma figurata o concreta, simboleggia perdita di denaro nella tradizione cinese. Al contrario è di buon auspicio in zone come il soggiorno o l'ingresso.

Il materasso matrimoniale dovrebbe essere costituito da un pezzo unico e non da due singoli soprattutto in caso di relazione di coppia, in quanto raffigura l'interruzione e la separazione dell'unicità del rapporto. Il rapporto di coppia potrebbe essere compromesso anche dalla presenza di specchi posti direttamente ai piedi del letto. Lo specchio "raddoppia" l'immagine riflessa rivelando la presenza figurativa di più persone (il nostro doppio) che in questo caso rappresentano un elemento di intrusione nella coppia. Meglio coprirli con un drappeggio quando si dorme.

La posizione di coricamento del corpo più favorevole per riequilibrare l'energia è in appoggio sul fianco destro, con le braccia e le gambe leggermente flessi. In questo modo il fegato verrà agevolato nella sua funzione di immagazzinamento e raccolta del sangue e il cuore, che si troverà in alto, non sarà ostacolato nei suoi movimenti di pompaggio. Utilizzare cuscini tra le ginocchia può favorire l'addormentamento qualora si provasse un senso di fatica alla zona lombare.

Evitare di arredare la camera con sveglie proiettate in direzione del viso. Quelle moderne emettono una forte luce che potrebbe alterare il sonno e quelle di vecchia generazione, il più delle volte, sono molto rumorose.

Il televisore non dovrebbe essere presente nella zona notte. Le onde elettromagnetiche emesse, anche a diverse ore dallo spegnimento, favoriscono l'insonnia. Inoltre è considerato come un elemento di disturbo nella coppia. Come avere il terzo incomodo in camera da letto.

Se, nonostante questi accorgimenti, l'ambiente dovesse risultare ancora rumoroso o troppo luminoso è possibile intervenire con tappi per le orecchie e mascherina per gli occhi.

Ultima raccomandazione: le piante. Belle e colorate arredano gli ambienti, ma evitate di tenerle in camera da letto perché la loro raffigurazione nella cultura cinese assume connotazioni negative in quanto la loro presenza è troppo vitale e priverebbe voi di energia e ossigeno.

Illuminazione Circadiana

La luce condiziona la nostra vita e lo fa attraverso i raggi del sole, quella dei monitor, dei nostri dispositivi elettronici e…con la luce artificiale.

Dalla rivoluzione industriale ad oggi, il lavoro dell'uomo è cambiato notevolmente. Dai campi alle industrie, dall'esposizione costante ai raggi solari a quella artificiale dei neon negli uffici.

Il cambiamento di cui beneficiamo, oggi, con i nuovi lavori, ha indebolito la secrezione di vitamina D e comportato uno sfasamento dei nostri ritmi circadiani, proprio perché lo scandirsi della giornata non è più percepito sulla nostra pelle come un evento di cambio di luce naturale ma rimane, piuttosto, un fenomeno condizionato del tutto, o quasi, dalla costante emissione di luce artificiale.

L'uomo è da sempre considerato un essere visivo. Attraverso la vista elabora informazioni sull'ambiente circostante, elabora pensieri e immagini, prova emozioni. La vista è, con molta probabilità, il senso più importante e sviluppato che possediamo e condiziona la sfera cognitiva ed emotiva.

Recenti studi hanno provato che l'uomo possiede una sorta di "vista cieca", che riesce ad inviare input precisi al cervello senza la necessità di essere sviluppata per mezzo di immagini. Questo tipo di visione, che appartiene anche ai non vedenti, è affidata a delle cellule speciali: le cellule gangliari retiniche.

Si introduce il concetto, da parte della comunità scientifica, di luce circadiana: una luce che è responsabile degli effetti non-visivi, ovvero della fisiologia e del comportamento dell'uomo.

Da un lato, la vista come strumento di analisi di ciò che ci circonda; dall'altro, una vista di tipo sensoriale, che reagisce allo stimolo del fenomeno luce in sé stesso dipendendo dall'intensità della radiazione, dallo spettro e dalla durata dell'esposizione della fonte luminosa.

Oggi siamo sempre più esposti alla luce artificiale a qualsiasi ora del giorno. Il 90% del nostro tempo è confinato all'interno di quattro mura, ma l'illuminazione interna, di una casa o un ufficio, risulta sufficiente a soddisfare il compito visivo, ovvero permetterci di vedere all'interno di quel dato spazio, ma non è sempre (anzi quasi mai) in sintonia con la corretta regolazione del ritmo circadiano.

Alla luce delle scoperte fatte fino ad oggi e dall'enorme importanza che hanno assunto i ritmi biologici e circadiani per garantire un pieno benessere psicofisico della persona, il concetto stesso di illuminazione deve essere modernizzato.

Un'adeguata illuminazione da interno dovrebbe essere il più simile possibile alla luce naturale, per permetterci di vedere bene e stare bene perché in equilibrio con i cicli circadiani.

Benessere, guarigione, reattività oggi sono fenomeni che possono essere amplificati grazie alla giusta luminosità. Con questo scopo nasce lo *Human Centric Lighting*, un concetto all'avanguardia che studia la tecnologia dei sistemi di illuminazione volti al miglioramento delle prestazioni individuali delle persone.

Per quanto la luce naturale rappresenti la soluzione migliore in risposta ai nostri ritmi circadiani, dobbiamo riuscire, grazie ad una illuminazione specifica, a massimizzare le nostre esigenze (visive) e bisogni (biologici) anche quando in questi spazi c'è un buon apporto di luce naturale, perché generalmente non è mai sufficiente.

La giusta fonte luminosa potrà condizionare così le nostre performance, rendendoci più vigili o rilassati in base alle nostre necessità e/o fasi del giorno. Un'illuminazione intelligente, fatta su misura, che risponda al parametro di visibilità dello spazio e che metta al centro l'uomo e i suoi bisogni personali e specifici.

Secondo l'approccio *Human Centric Lighting*, sono tre le sfere di lavoro a cui il progettista professionista deve prestare attenzione: quella visiva, emotiva e biologica.

- La sfera visiva: l'illuminazione deve garantire una visione dello spazio ottimale, per potersi orientare e spostare in semplicità.

- La sfera emotiva: l'illuminazione deve considerare quali stati d'animo vuole suscitare in chi li abita. Una camera da letto avrà certamente un progetto illuminotecnico differente da un ufficio, in quanto il primo luogo dovrà favorire la quiete al fine di addormentarsi, mentre il secondo dovrà stimolare l'energia e la concentrazione.

- La sfera biologica: uno degli aspetti più importanti perché influenza direttamente il ritmo circadiano. L'illuminazione artificiale dell'ambiente deve favorire una maggiore produttività nelle ore diurne e migliorare la qualità del sonno in quelle notturne. La luce, anche artificiale, diventa quindi un modulatore per la produzione di melatonina. Un modulatore in grado di anticiparne o rallentarne la produzione con le relative conseguenze.

Gli aspetti tecnici da prendere in considerazione per un progetto illuminotecnico funzionale sono:

- Illuminazione intelligente e personalizzabile sulla base delle esigenze degli ambienti o delle persone.
- Utilizzo di sistemi di controllo, di sensori e di pilotaggio.
- Variazione della temperatura del colore e della sua intensità (Tunable white).

La tecnologia moderna sposa perfettamente questi criteri e già in molte case è possibile regolare l'intensità della luce e l'aspetto cromatico da un semplice telecomando o dal telefono cellulare.

Una luce troppo fredda di sera, pensata per stimolare e dare energia, non sarà amica del vostro sonno. Errori in un progetto illuminotecnico possono causare effetti negativi, per questo è bene affidarsi a professionisti del settore.

La luce si deve adattare alla visibilità dello spazio, alla situazione del momento e all'orario del giorno, permettendoci di vivere in sincronia con i ritmi circadiani.

Un'illuminazione dinamica e di qualità, in grado di riprodurre il più possibile quella naturale.

La luce che cura

Ricordi la sensazione piacevole di una bella giornata primaverile? Una di quelle giornate miti, che ti permettono di passeggiare con una maglia a maniche corte di cotone, con i raggi del sole che ti scaldano le braccia e accarezzano il viso infondendoti calore, pace ed energia.

Una bella giornata di sole può renderti felice. Basta goderne solo della vista per cambiare stato d'animo.

Immagina quello che può fare la luce a contatto con la tua pelle. Uno degli aspetti su cui molti medici sono d'accordo è che il modo migliore per assumere la vitamina D sia esponendosi ai raggi solari.

L'integrazione farmacologica è una soluzione a cui dovrebbe ricorre chi ha dei deficit rilevanti di questa importante vitamina, altrimenti sono sufficienti 15-20 minuti di aria e luce.

La vitamina D è responsabile di molte funzioni biologiche, ma il fattore che rende questo pro-ormone famoso è l'omeostasi del fosfato e del calcio, fondamentale per il mantenimento e la crescita dello scheletro.

La luce è vita e salute. Studi sempre più recenti hanno evidenziato come un certo tipo di luce artificiale, possa curare malattie o migliorare l'umore dell'individuo. A questo scopo nasce la terapia della luce.

Conosciuta con il nome di *Light Therapy* o *Fototerapia*, è un metodo per la cura di disturbi dell'umore, dermatologici e delle alterazioni del ciclo sonno-veglia.

Questo trattamento naturale consiste nell'esporre la persona ad una luce filtrata pari a 10.000 lux diffusa da una lampada particolare. Considerate che una normale illuminazione da ufficio raggiunge una intensità media di 500 lux circa. Nonostante la sua potenza di emissione è un tipo di luce che risulta tollerata dall'occhio e assolutamente gradevole, priva di raggi infrarossi e ultravioletti che potrebbero causare danni alla retina.

La seduta, che avviene in genere nelle prime ore del giorno, consiste nell'esposizione ad una distanza ravvicinata di circa 70 centimetri da questa fonte luminosa. Il trattamento ha una durata media di trenta minuti e in questo tempo è possibile rimanere con gli occhi aperti, anche guardando direttamente la lampada e svolgere attività comode come leggere, studiare o semplicemente rilassarsi. Il ciclo di sedute è generalmente quotidiano per 10/15 giorni consecutivi, fattore che, tuttavia, varia in base al motivo della terapia.

La fototerapia si rivela oggi come un valido trattamento per la cura di molte problematiche:

- Disturbi dermatologici come la psoriasi

- Coadiuvante per la produzione di Vitamina D
- Cefalea non emicranica e cefalea a grappolo
- Disturbo affettivo stagionale
- Depressione
- Disturbo ossessivo-compulsivo
- Sindrome premestruale
- Disfunzioni sessuali
- Disturbi del comportamento alimentare
- Sindrome della Fatica Cronica
- Alterazione del ritmo sonno-veglia (anche da lavori su turni e jet-lag)

La luce, grazie al nervo ottico, riequilibra il bilanciamento di serotonina e melatonina, regolarizzando i ritmi circadiani e migliorando quindi l'equilibrio psicologico e fisico, l'appetito, il sonno, l'umore e il desiderio sessuale.

Disturbi da Desincronizzazione

I comportamenti e la salute psicofisica del nostro corpo dipendono e possono subire dei cambiamenti, anche, da fattori esterni come le variazioni ambientali stagionali.

I disturbi da desincronizzazione sono condizioni caratterizzate da un disallineamento tra i nostri bioritmi interni e l'ambiente circostante. Questo tipo di fenomeni di natura esterna comprometteranno l'omeostasi psichica della persona con la conseguente alterazione del ciclo di sonno-veglia.

Per acquisire un nuovo stato di equilibrio bisognerà sincronizzare i nostri orologi biologici al nuovo ordine e ciclo ambientale.

la Sindrome del Jet-Lag, la Sindrome dei Turnisti e l'ora legale rientrano in questa tipologia di disturbi.

Jet lag

È un disturbo del ritmo circadiano che si presenta quando il nostro orologio biologico perde la sincronicità con i cicli di buio/luce. È un fenomeno molto comune quando si viaggia attraversando diversi fusi orari in aereo.

Le nuove condizioni di buio/luce a cui il nostro corpo dovrà abituarsi, condizioneranno il nostro ciclo di sonno/veglia, il nostro appetito e, più in generale, il nostro benessere.

I disturbi possono presentarsi a distanza di un giorno dal volo. Tra i più frequenti:

- Inappetenza
- Affaticamento durante il giorno
- Disturbi del sonno dovuti ad uno squilibrio della secrezione di melatonina
- Sbalzi di umore repentini. Irritabilità e nervosismo
- Ridotta capacità di concentrazione
- Problemi di digestione. Stipsi o dissenteria

La durata di questi sintomi è del tutto soggettiva. Per i viaggi verso est che richiedono il superamento di 8/12 fusi orari, possono servire tra i sette e i dieci giorni prima che il corpo si adatti completamente ai nuovi ritmi circadiani. Prevenire questo tipo di disturbi è fondamentale se non si vuole compromettere la qualità della nostra vacanza o del nostro soggiorno di lavoro.

Per ridurre l'intensità del fenomeno di sindrome da jet leg, è consigliabile seguire dei piccoli e semplici cambiamenti.

Prima della partenza

- Fototerapia: la terapia della luce permette di ammortizzare i sintomi e il cambiamento da fuso orario.
- Sonno: abituatevi progressivamente al nuovo orario di destinazione. Potrebbe essere utile anticipare o posticipare di trenta minuti l'orario in cui ci si sveglia o si va a dormire, nei limiti del possibile e assicurandoci, comunque, le ore sufficienti di sonno. Non vorrai arrivare già stanco a destinazione!
- Pasti: adattare, oltre al sonno, anche l'orario dei pasti al luogo d'arrivo. Questo vi permetterà di giocare d'anticipo. I cicli di sonno e fame tendono ad influenzarsi a vicenda.

Durante il volo

Il giorno de viaggio consumate pasti leggeri ed evitate il consumo di bevande energizzanti, ricche di zuccheri e/o con teina o caffeina. La disidratazione, dovuta alla pressurizzazione dell'aria, potrebbe favorire i sintomi da jet lag. Bere molta acqua è, per questo motivo, altamente consigliabile.

In viaggio cercate di rilassarvi e riposare. Aiutatevi con un buon libro, della musica o con delle tecniche di respirazione. Cercate di sincronizzare le ore del volo all'orario di destinazione. Come se foste già lì.

A destinazione

Se l'arrivo è previsto durante la fase di sole del giorno, evitate di andare a dormire nonostante la stanchezza. Meglio un riposo veloce di 20/30 minuti per recuperare un po' di energie e permettevi di vivere serenamente l'altra parte della giornata. La stanchezza della sera vi permetterà così di dormire adattandovi prima ai nuovi ritmi del luogo.

Per favorire il sonno notturno evitate il consumo di alcolici la sera e bevande con caffeina durante la giornata. Siate modesti nel consumo di bevande che possano alterare il vostro sonno. Ricordate che l'obiettivo è quello di abituarsi il più velocemente possibili ai nuovi cicli circadiani e per farlo si dovrà necessariamente passare per il sonno notturno.

Esporvi alla luce solare vi permetterà di ripristinare in modo più veloce i ritmi biologici. Esponetevi alla luce solare al mattino se avete viaggiato verso est, alla luce pomeridiana se avete viaggiato verso ovest.

Nel caso in cui i disturbi da jet lag siano frequenti perché frequenti sono gli spostamenti, è opportuno rivolgersi ad uno specialista. Molte sono le soluzioni che si possono adottare. Dalla terapia della luce a quella farmacologica; da un integratore di melatonina a rimedi naturali come camomilla, passiflora e valeriana, piante che favoriscono il sonno e il rilassamento.

Shift Workers

I tempi moderni, le nuove scoperte tecnologiche, la necessità di stare al passo di cambiamenti e abitudini sociali, hanno comportato una riorganizzazione del sistema lavorativo.

A seguito di un'indagine del 2000, è emerso un dato molto interessante: solo il 24% della popolazione europea era impiegata in turni di lavoro "standard" (tra le 8 e le 18; dal lunedì al venerdì) mentre il restante 76% era occupato in orari di lavoro atipico, ovvero: a tempo parziale, solo notturno, a turnazione, solo nel week-end, a chiamata, orari prolungati e turni spezzati. La media di ore di impiego settimanali oscilla tra le 34 ore dei Paesi Bassi alle 55 della Turchia.

In questo enorme percentuale del 76% rientrano la categoria degli Shift Workers, letteralmente lavoratori a turni, ovvero tutti coloro che sono occupati in lavori fuori dai consueti orari standard giornalieri. I lavoratori a turni subiscono cambi settimanali e/o giornalieri delle ore di impiego. Questo vorrebbe dire lavorare un giorno dalla mattina al pomeriggio e due giorni dopo, magari, dal pomeriggio all'alba. Un esempio sono gli infermieri, i medici, i magazzinieri, i collaboratori di grosse multinazionali, commessi di negozi aperti h24.

I lavoratori su turnazione godono probabilmente del beneficio di una busta paga più alta e della pensione anticipata data la forte usura del lavoro.

È stato, ed è tuttora, oggetto di studi e ricerca la qualità di vita di questa categoria di lavoratori.

Gli shift workers sono costretti ad un disallineamento tra i cicli del comportamento e le oscillazioni circadiane. Un po' come avviene con la sindrome da jet lag con la differenza che non si tratta di adattarsi ad un solo cambiamento e per un breve periodo, ma a più cambiamenti repentini o comunque cambiamenti dei comportamenti su un lungo periodo. A questa tipologia di lavoratori sono state riscontrate due problematiche molto comuni: l'obesità e l'invecchiamento precoce, entrambe riconducibili, ancora una volta, all'alterato ciclo dei ritmi sonno/veglia-luce/buio.

La ridotta qualità del sonno comporta conseguenze immediate sull'emotività, l'umore e la concentrazione, e nel lungo periodo a patologie serie come problematiche cardiache, sovrappeso e obesità, diabete di tipo due, ipertensione, sindrome metabolica.

Un metodo efficace per valutare il ritmo circadiano endogeno è quello di misurare i livelli di cortisolo durante la giornata e verificare se rientrano nei parametri della consueta risposta ormonale giornaliera.

La privazione di sonno, riduce i livelli di leptina e grelina, con la conseguente alterazione del senso di fame e sazietà, motivo per cui, coloro che lavorano di notte, sono soggetti ad aumentare l'introito calorico con spuntini notturni ripetuti e di difficile assimilazione perché sottoposti ad una digestione meno efficiente rispetto a quella delle ore diurne.

Cambiamenti importanti si riscontrano anche nell'alterazione della secrezione di un altro ormone, la melatonina, con effetti devastanti sul metabolismo energetico e pericolo di incremento dell'insulino-resistenza, anticamera del diabete e del sovrappeso.

L'impatto generale che il lavoro su turni ha sul piano della salute, si traduce con una forma di invecchiamento precoce, data dal fatto che il corpo non si adatta perfettamente allo stimolo esterno del ciclo luce/buio e alla conseguente secrezione di ormoni addetti al ripristino cellulare.

Lo sforzo che si richiede a questa categoria di lavoratori è enorme. La desincronizzazione avviene sul piano sociale e biologico e le conseguenze sono tangibili nel breve periodo e pericolose a lungo termine.

Effetti a breve termine:

- Disturbi del sonno
- Sindrome del Jet-lag
- Disturbi psiconevrotici
- Rischio maggiore di infortuni
- Disturbi digestivi
- Nelle donne nello specifico:
- Fatica cronica
- Disturbi ed alterazioni mestruali
- Ridotta fertilità
- Sviluppo fetale perturbato
- Rischio maggiore di aborto

Effetti sulla salute nel medio e lungo termine:

- Sovrappeso
- Obesità
- Patologie gastrointestinali
- Colon irritabile
- Ulcera duodenale
- Gastroduodenite
- Patologie neuropsichiche
- Sindromi ansioso-depressive
- Insonnia cronica
- Cardiopatia ischemica
- Malattie cardiovascolari
- Sindrome metabolica

L'accumulo della stanchezza cronica, legata ai problemi del sonno alterato, non è tollerabile per periodi lunghi. Il consiglio che danno gli specialisti è quello di preferire un lavoro su turni fissi piuttosto che alternati, in modo tale da stabilizzare comunque i cicli di sonno/veglia seppur non connessi con i cicli di buio/luce. Di non lavorare (se possibile) per più di cinque anni su turni, di essere seguiti da uno specialista per eventuali integrazioni di melatonina per favorire il recupero, di condurre uno stile di vita sano sulla base di una buona alimentazione e un allenamento costante.

Ora legale

Nonostante quasi un quarto della popolazione terrestre viva in paesi che adottano l'ora legale, pochi studi hanno esaminato gli effetti e le conseguenze che questo cambiamento comporta sul nostro comportamento e sulla nostra fisiologia. L'orologio biologico, in linea generale, si adatta facilmente all'avvento dell'ora invernale e, con più difficoltà, con l'introduzione dell'ora legale in primavera. Il corpo risente fortemente del brusco cambio di luce dell'alba.

Till Roenneberg, professore di cronobiologia dell'Università Ludwig-Maximilian di Monaco (Germania), sostiene: «In generale si pensa che ora legale e ora solare introducano una "semplice variazione di un'ora", ma le conseguenze sono più drastiche se inserite nel contesto delle modifiche stagionali dell'orologio circadiano».

E così, una regola introdotta per risparmiare corrente elettrica, da un lato ha il vantaggio di far risparmiare sui costi dell'elettricità ma, dall'altro, desincronizza i nostri ritmi biologici mettendoci in condizione di sabotare il nostro benessere generale.

L'ora legale venne introdotta in Italia, per la prima volta, nel 1916. Interrotta a più riprese, è diventata effettiva nel 1965 con la legge 503, entrando in vigore a tutti gli effetti nel 1966. L'ora legale è la convenzione di spostare avanti di un'ora le lancette degli orologi di un Paese, con la conseguenza di allungare di un'ora il ciclo di luce quotidiano, permettendo quindi un risparmio sul consumo elettrico.

Il vantaggio di godere di un'ora in più di luce e lo svantaggio di dormire un'ora in meno e riadattare il corpo al nuovo ciclo di buio/luce. È come vivere due volte l'anno la sindrome da Jet lag. Una volta con l'ora solare e una con l'ora legale. È in esame una mozione da parte degli Stati Europei per abolire questo cambio orario e dare la possibilità ad ogni nazione, individualmente, di optare per una piuttosto che per un'altra.

Al di là del fattore rilevante del risparmio energetico-economico, adottare un unico orario permetterebbe all'individuo di non subire un brusco cambio delle sue quotidiane abitudini, permettendo, invece, un'uniformità salutare dei propri ritmi circadiani fisiologici.

Ogni variazione, anche minima come quella dello spostare le lancette di un'ora avanti o indietro, inibisce e/o altera la normale secrezione degli ormoni e del ciclo di sonno/veglia.

Gli effetti che una persona subisce sono del tutto simili a quelli della sindrome da jet-lag. Diversi studi hanno dimostrato una stretta correlazione tra variazioni orarie e problematiche cardiache, riscontrando un'incidenza del 8% maggiore di ictus nella prima settimana di introduzione all'ora solare.

Nonostante i dati siano indiscutibili, è giusto sottolineare che il fattore di rischio grava principalmente su persone con situazioni di salute già compromesse. Non bisogna pertanto allarmarsi.

Le variazioni che incidono maggiormente sulla popolazione riguardano, invece, l'umore. Con l'ora legale si dorme un'ora in meno, questo potrebbe renderci stanchi e nervosi, ma potremmo beneficiare degli effetti positivi della luce per più tempo. Più luce, tendenzialmente si traduce con più buon umore.

Per prevenire gli aspetti negativi che il cambio orario ha sul nostro umore è bene adottare, in via precauzionale, dei semplici accorgimenti:

- Nella settimana che è previsto l'ingresso dell'ora legale andare a dormire prima.
- Cenare con pasti leggeri ed evitare caffeina durante la giornata. Inserire alimenti che favoriscano la produzione di serotonina che alimenta il buon umore. Cioccolato fondente, banane, fagioli verdi, spinaci.
- Evitare il consumo di alcol e nicotina in generale, ma soprattutto la sera.
- Non variare l'orario della sveglia mattutina.
- Esporsi più tempo alla luce solare durante il giorno, magari con lunghe passeggiate o una corsetta.
- Permettersi dei momenti di solitudine per respirare e rilassarsi.

Regole basiche che andrebbero adottate durante tutto l'anno, come stile di vita.

Genetica e Ritmi Circadiani: il Cronotipo

Esiste un aspetto molto interessante e oggetto tuttora di studio da parte della più moderna cronobiologia: la relazione tra ritmi circadiani e fattori genetici.

Ogni individuo ha un proprio bioritmo interno che, per la maggior parte della vita, condizionerà i comportamenti, le abitudini, i livelli di energia, l'appetito e il ritmo sonno-veglia.

Siamo predisposti geneticamente a "funzionare" meglio in certi momenti della giornata e questo fattore è stabilito dal gene PER3 (period circadian regulator 3).

Coloro che hanno i geni PER3 più lunghi vengono chiamati *allodole*. Sono mattinieri; hanno bisogno di più ore di sonno e sono molto produttivi nella prima parte della giornata.

Chi, invece, dispone geneticamente di geni PER3 corti, rientra nel cronotipo dei *gufi*. Dormono poco e rendono meglio nella seconda parte della giornata. Spesso nottambuli. Con tutte le conseguenze del caso che abbiamo abbondantemente analizzato.

Gli orologi interni, che per migliaia di anni ci hanno governato attenti rispettando i cicli di luce e buio, sono stati compromessi dalla nuova era tecnologica, dove vige il perpetuo crepuscolo. Un luogo dal tempo dilatato, governato da luce continua. Un posto dove continuamente mangiamo, lavoriamo e, ad oltranza, svolgiamo qualsiasi attività.

Questo brusco cambiamento dei tempi moderni ha condizionato il nostro bioritmo, ridefinendo il concetto di cronotipo non più in due ma in ben quattro tipologie distinte: leone, lupo, delfino e orso.

Secondo il ricercatore del sonno e psicologo Dr. Michael Breus, conoscere il proprio cronotipo favorirebbe la sincronicità con i nostri ritmi biologici genetici. Conoscere il *quando fare* massimizzerà le performance giornaliere. Mangiare, dormire, fare sport e persino incontrare una persona speciale potrebbero assumere un valore del tutto nuovo e perfetto, se fatte nel momento giusto della giornata!

Scopriamo qual è il tuo cronotipo!

Cronotipo Leone

Nella precedente classificazione dei cronotipi, il leone prende il posto dell'allodola.

Rientra in questa categoria il 15-20% della popolazione mondiale.

La natura insegna che il leone, re della savana, sia un predatore mattiniero e questa è la principale caratteristica di chi appartiene a questo cronotipo. Sveglio alle prime luci del sole e già pieno di energia; colazione abbondante e subito pronto a lavorare per raggiungere obiettivi e traguardi ambiziosi!

Gli elementi distintivi di questo cronotipo sono:

Produttività: pronti ad affrontare la giornata nel momento stesso in cui aprono gli occhi dopo una bella dormita. Lucidi e molto produttivi nella prima parte della giornata, con picco di apprendimento tra le 8:00 e le 12:00. Prime avvisaglie di stanchezza nel tardo pomeriggio, motivo per cui il sonno sopraggiunge la sera relativamente presto.

Tratti della personalità: equilibrati, determinati, ottimisti, responsabili.

Caratteristiche peculiari: per indole molto ambiziosi, spesso ricoprono ruoli di rilievo e leadership. Riescono a costruire interazioni positive, danno importanza alla salute e alla forma fisica. Quando ottengono molto potere tendono a sentirsi soli.

Consigli

Alzarsi molto presto la mattina rende la giornata più lunga e produttiva. Peccato che la stanchezza sopraggiunga presto, impedendo la bellezza della convivialità serale, un aperitivo con amici o un cinema la sera. Per aumentare la quantità e la qualità di energie, anche quando sono in via di esaurimento, è possibile ricorrere a piccoli trucchi.

Sport: posticipare l'attività fisica tra le 17:00 e le 18:00 vi permetterà di avere un picco di cortisolo e uno sprint di energia. Se l'obiettivo è anche quello di incrementare la massa muscolare questo è effettivamente l'orario migliore. Anche l'attività aerobica potrebbe fare al caso vostro per ricaricarvi di energia, permettendovi di partecipare più attivamente alle attività serali e alla vita sociale.

Cibo: evitare i carboidrati a cena e ridurli a pranzo per permettervi di rimanere vigili, evitando abbiocchi fastidiosi.

Acqua: Una bella doccia fresca al mattino e una dopo lo sport pomeridiano vi donerà una sferzata di energia, stimolando il vostro sistema simpatico.

Incontri: qualsiasi sia il motivo, lavoro o conoscere meglio una persona speciale, prediligete il momento della giornata in cui siete più lucidi e di buon umore. Il mattino per voi ha l'oro in bocca.

Sfruttate queste semplici tecniche se avete la necessità, in un dato momento della settimana o giorno, di dover essere svegli e di compagnia anche la sera dopo il consueto orario di cena. Cambiare non è necessario se la vostra routine di abitudini vi permette di vivere in pieno la vostra giornata.

Cronotipo Lupo

Nella precedente classificazione dei cronotipi, il lupo sostituisce il gufo, la categoria dei nottambuli.

L'animale lupo, in natura, si anima al tramonto, momento in cui caccia insieme al branco. L'uomo appartenente a questo cronotipo è orientato a vivere la sera e la notte. Non ha fame al risveglio, spesso salta la colazione, ma di notte diventa famelico. La cena e il dopo cena sono i suoi pasti più abbondanti e purtroppo non a base di verdure e proteine. Generalmente predilige cibi grassi, alcol e bevande gassate, e ha un indice di massa corporea sopra la media, con la tendenza quindi a maturare forme di patologie legate al sovrappeso e all'obesità. È la categoria che più si allontana dalla sincronicità dei ritmi circadiani e rappresenta il 15-20% della popolazione.

Gli elementi distintivi di questo cronotipo sono:

Produttività: gli ultimi ad alzarsi e gli ultimi ad andare a dormire. La sveglia dei lupi difficilmente suonerà prima delle 9:00. La stanchezza non sopraggiunge mai prima dell'una di notte. I momenti di maggiore produttività sono nel tardo pomeriggio e la sera, tra le 17:00 e mezzanotte.

Tratti della personalità: lunatici, impulsivi, creativi, tendenzialmente pessimisti.

Caratteristiche peculiari: Amano il piacere, le novità e sono un po' viziosi. Corrono rischi e reagiscono con grande slancio emotivo e intensità.

Consigli

È il cronotipo che meno si adatta ai ritmi imposti dalla natura e dalla società. Carbura molto lentamente e, generalmente, non è pienamente lucido prima del tardo pomeriggio. Il lupo è un soggetto notturno, spesso introspettivo con una spiccata vena artistica. La sua connotazione ideale sarebbe un lavoro serale, ma la sua ambizione dovrebbe essere quella di sincronizzarsi il più possibile con i ritmi circadiani per evitare qualsiasi forma di infiammazione e patologia.

Sport: Ideale sarebbe entro le 18:00 e non oltre per evitare di aumentare lo stato di veglia che segue quando si pratica sport in ore serali. Allenamenti intensi potrebbero indurvi a sentirvi (finalmente) un po' più stanchi la sera, predisposti al sonno.

Cibo: Anche se al mattino non avete fame, mangiate. Iniziate da poco senza forzature. Uno yogurt bianco, del kefir o un'altra fonte proteica leggera potrebbe fare al caso vostro. Il vostro organismo deve recepire il messaggio di attivazione, che è giunto il momento di lavorare e smaltire scorie. I carboidrati, pochi e controllati (assicuratevi di non avere infiammazioni da consumo di zuccheri, sindrome metabolica o diabete) potrebbe essere un buon compromesso per indurvi al sonno.

Acqua: Una bella doccia fredda prima della colazione attiverà il sistema simpatico, rendendovi lucidi e concentrati in tempi minori rispetto al solito. La sera al contrario, una doccia o un bagno caldo stimoleranno il sistema parasimpatico, atto a rilassarvi e predisporvi al sonno.

Luci: Dopo mezzanotte (meglio ancora prima) spegnete tutti i dispositivi elettronici. Niente pc, tablet, televisioni e bombardamento di luci. Rilassatevi. Spegnete la luce e respirate. Provate con esercizi di meditazione o con le bolle di sapone, perché no?

Incontri: Gli incontri migliori, in relazione alle vostre capacità di lucidità e buon umore, avverranno nel tardo pomeriggio e la sera.

Il lupo, cacciatore notturno, è suo agio al chiaro di luna

Cronotipo Delfino

L'animale delfino è famoso per la sua acuta intelligenza. Una delle caratteriste più affascinanti di questo mammifero è che riesce a dormire attivando una sola parte del cervello, per permettere all'altra di rimanere vigile in caso di allerta o presenza di predatori. L'uomo delfino riprende un po' questa caratteristica: ha il sonno leggerissimo e soffre spesso di insonnia legata all'ansia, alle preoccupazioni e al rimuginare continuo della giornata vissuta. Rappresenta il 10% della popolazione.

Gli elementi distintivi di questo cronotipo sono:

Produttività: generalmente si svegliano tardi e, come i lupi/gufi, risultano più produttivi e lucidi dal pomeriggio alla sera. Il momento migliore per apprendere e concentrarsi sul lavoro è tra le 15:00 e le 21:00.

Tratti della personalità: intelligenti, prudenti, irritabili.

Caratteristiche peculiari: evitano le situazioni di pericolo e non amano i rischi. Aspirano alla perfezione cercando di curare minuziosamente ogni dettaglio nel lavoro, nell'organizzazione e nella vita privata. Sono svegli. Anche quando dormono.

Consigli

Il problema principale del cronotipo delfino è legato all'insonnia, causa di risvegli notturni, riposo approssimativo e insorgere di problematiche di natura psicofisica dalle conseguenze disastrose. Cosa fare per dormire in modo soddisfacente, senza risvegli notturni e più a lungo?

Sport: subito. Appena svegli e in pigiama se necessario. Un'attività motoria di 10/15 minuti alzerà immediatamente i vostri livelli di cortisolo, rendendovi svegli prima del solito.

Cibo: colazione proteica per evitare l'abbiocco che potrebbero dare gli zuccheri, soprattutto se avete saltato la routine aerobica della mattina. Non dimenticate di pranzare, caratteristica tipica di questo cronotipo. Un pranzo salutare vi permetterà di cenare al giusto orario senza abbuffarvi.

Pisolino: evitate di dormire il pomeriggio. Se dopo pranzo dovesse sopraggiungere un lieve senso di stanchezza riposate massimo venti minuti. Non dovete compromettere il vostro sonno notturno, già troppo delicato.

Acqua: abituatevi a docce fresche al mattino per stimolare il sistema simpatico. Se la sera non arriva il sonno, un bagno caldo potrebbe fare al caso vostro.

Luci: non strafate. Potete rispondere alle email la mattina seguente se non sono urgenti. Non trascinatevi il lavoro oltre l'orario di cena se non fosse assolutamente improrogabile. Dedicatevi ad attività rilassanti, una piacevole conversazione, la lettura di un buon libro. Allontanate lo sguardo dal cellulare. Ai social penserete domani. Dalle 22:30 in poi i vostri occhi non dovranno essere direzionati verso fonti luminose che possano inibire la secrezione di melatonina.

Incontri: i momenti migliori per incontrare una persona speciale o per programmare un appuntamento che richiede la vostra massima qualità di performance sono il pomeriggio e la sera.

Cambiare le proprie abitudini richiede impegno e un minimo di sforzo. Sulla base di questi consigli la vostra qualità di vita migliorerà, semplicemente perché vi sarete garantiti la giusta quantità e qualità di sonno che non vi siete mai concessi.

Cronotipo Orso

Gli animali orsi, quando non sono in letargo, seguono il percorso naturale del sole; attivi di giorno e passivi di notte. Allo stesso modo, l'uomo orso tende a dormire e svegliarsi in base alla luce, riuscendo a rimanere abbastanza sincronizzato ai ritmi circadiani. Tendenzialmente energico al mattino e senza problemi ad addormentarsi. Ma non svegliatelo prima delle sue otto ore di sonno perché potrebbe arrabbiarsi!

Rappresentano il 50% della popolazione.

Gli elementi distintivi di questo cronotipo sono:

Produttività: dormono, ma mai quanto vorrebbero. Sono molto lucidi e concentrati da metà mattina al primo pomeriggio.

Tratti della personalità: estroversi, molto socievoli, fraterni.

Caratteristiche peculiari: ambiscono ad un buon stato di salute, sostengono e confortano la famiglia, danno importanza ai rapporti sociali, agli amici. Evitano i conflitti e aspirano alla felicità.

Consigli

Non avendo grosse difficoltà a prendere sonno, quanto piuttosto ad alzarsi la mattina dal letto, il primo fattore su cui lavorare è l'attivazione del sistema simpatico.

Sport: una buona routine sarebbe quella di svegliarvi e, a stomaco vuoto, praticare pochi esercizi muscolari ed aerobici. Dieci minuti saranno più che sufficienti per riattivare il metabolismo e svegliarvi completamente. Prediligete allenamenti più lunghi mattutini (e a digiuno possibilmente) se volete perdere massa grassa e mantenere una buona muscolatura. Nel caso l'obiettivo fosse orientato ad un incremento della massa e della forza l'orario migliore è tra le 17:30 e le 18:30.

Cibo: il detto *colazione da re, pranzo da principe e cena da povero,* calza a pennello per il cronotipo orso. In primo luogo perché tende ad essere in sovrappeso e, secondariamente, per mantenere la sincronicità tra orologi biologici e ritmi circadiani.

Pisolino: il power nap (sonno breve che termina prima del sonno profondo) vi permetterà di ricaricare le batterie per affrontare la seconda parte della giornata. Non più di venti minuti di riposo!

Acqua: la regola è la stessa. L'acqua fredda al mattino, a prescindere dal vostro cronotipo, attiverà il sistema simpatico rendendovi svegli e operativi!

Luci: la luce inibisce la produzione di melatonina anche agli orsi più ostinati. È buona igiene (del sonno) privarsi dell'utilizzo di dispositivi elettronici dalle 22:00 circa in poi.

Incontri: il momento in cui gli orsi sono tendenzialmente di buon umore è la sera, quando si scaricano delle fatiche di una giornata. La fase di massima concentrazione e attenzione è, invece, tra le 10:00 e le 14:00. Provate ad organizzare la mattina incontri di lavoro e/o studio e la sera quelli con amici o il vostro partner.

Da animali notturni a diurni

Nonostante le differenze tra i cronotipi siano evidenti, è chiaro che allineare il proprio bioritmo ai ritmi circadiani è più o meno possibile con un po' di sforzo e cambio di abitudini.

Molti dei consigli che sono stati dati per migliorare la qualità della vita di ogni cronotipo sono simili e riportano agli argomenti che abbiamo ampiamente trattato: stimolazione dei due sistemi nervosi per attivare o disattivare lo stato di sonno/veglia, mangiare in modo sano, fare sport e dormire profondamente.

Essere allineati con i cicli di luce e buio predispone alla salute. La scienza su questo argomento non ha dubbi. I soggetti più a rischio sono i notturni, rappresentati, in ogni loro abitudine comportamentale, dai cronotipi delfino e lupo. Poche ore di sonno, insonnia e vivere la notte privandosi della luce, implica, nel medio e lungo tempo, una disfunzione dei bioritmi e un'alterazione della produzione dei giusti ormoni nei momenti giusti della giornata, causando fenomeni di infiammazione cellulare che sono l'anticamera di ogni patologia. Le difese immunitarie si abbassano, rallenta il metabolismo, aumenta il senso di stanchezza e privazione di energia, l'umore diventa instabile.

La soluzione migliore sarebbe quella di vivere in un'isola, dove tutto l'anno la temperatura è sempre mite e il cielo sereno. Svegliarsi al mattino presto e riempirsi gli occhi di luce e bellezza. Ascoltare il vento mentre, a digiuno, alleniamo il corpo, immergersi nell'acqua fresca del mare e fare, in seguito, una colazione da re, circondati dalla pace del posto. Lavorare, essendo lucidi, concentrati e svegli. Gustarsi un buon pranzo in compagnia e successivamente riposare 20 minuti. Magari all'ombra di una palma. Riprendere il lavoro fino alle 18. Tornare in spiaggia e guardare il tramonto. Tornare a casa e dedicare del tempo ad una nostra passione, o per organizzare un happy hour con amici, giocare con i figli, stare in famiglia. Riempire l'anima con la bontà dei rapporti umani. Cenare leggero. Rilassarsi. Leggere. Andare a letto.

Quello che potrebbe sembrare un racconto tra utopia e fantascienza, in realtà, è alla portata di tutti.

L'unica differenza potrebbe essere il fatto che non vivi in un'isola e al mattino non vedi il mare nemmeno dalla finestra. Ma poco importa, la bellezza è ovunque attorno a noi, basta riconoscerla. Potrebbe essere una zona della tua casa che ti fa sentire protetto, un bel quadro da osservare che ti restituisce vibrazioni positive. Ricorda che il sole sorge e tramonta tutti i giorni e quello che devi fare è assecondare i suoi movimenti ai tuoi ritmi biologici.

Il cronotipi leone e orso partono in vantaggio. Geneticamente sono quasi allineati ai ritmi circadiani.

Lupi e delfini no, ma possono, se vogliono, cambiare abitudini per migliorare la propria vita. Avere più energie, avere una forma estetica migliore. Dormire, finalmente, meglio. Perché tutto parte proprio da quel meraviglioso momento. Il momento in cui, chiudendo gli occhi, ricarichi le batterie.

La domanda sorge a questo punto spontanea: *è possibile cambiare il proprio cronotipo?*

Secondo uno studio condotto dagli scienziati della Monash University in Melbourne (Australia), è possibile.

È vero che quella del cronotipo è una condizione genetica, ma è altamente influenzata dallo stile di vita, le abitudini, il lavoro, l'età. È un dato di fatto, ad esempio, che con l'età adulta si tende a dormire meno e questo perché la produzione di melatonina subisce un arresto. Integratori a base di melatonina possono aiutare e conciliare il sonno ma, essendo una terapia farmacologica, non è consigliabile per lunghi periodi. A meno che non sia strettamente prescritta da un medico.

Da gufo ad allodola, o da lupo a leone è possibile. Se hai a cuore la tua salute cerca di adattare il tuo bioritmo interno ai ritmi circadiani in dieci semplici mosse. Eliminerai i disturbi del sonno e acquisirai una nuova e potente energia. Migliorerai la tua forma fisica, il tuo umore e le tue difese immunitarie.

I dieci cambiamenti nello stile di vita da adottare sono:

- Svegliarsi 3 ore prima del vostro consueto orario
- Esporvi alla luce solare, indipendentemente dalla stagione.

La luce vi sincronizza con i ritmi circadiani

- Andare a dormire 3 ore prima del vostro consueto orario

- Mantenere gli stessi orari di sonno e veglia
- Non fare riposini pomeridiani
- Non consumate bevande con caffeina o sostanze energizzanti dopo le 15:00
- Fare colazione. Sempre
- Pranzare e cenare allo stesso orario. Evitare la cena dopo le 19:00
- Attività sportiva al mattino, questa volta indipendentemente dal vostro obiettivo
- Limitare l'esposizione alla luce artificiale e di dispositivi elettronici

Sono più o meno le stesse regole che abbiamo analizzato. Leggermente più drastiche, è vero. Godrete dei benefici dopo esservi adattati e per adattarvi non passeranno due giorni. L'adattamento subentrerà quando avrete superato la fase di stress che il vostro corpo dovrà subire per affrontare questi dieci cambiamenti. In fin dei conti state cercando di riprogrammarlo.

Domani è un altro giorno

È evidente che questo tipo di stile di vita non va bene per tutti.

Un medico, un infermiere, un guardiano di notte, o chiunque lavori in notturna o su turni, si troverà impossibilitato nel seguire queste regole. A loro consiglio di cercare di allineare il più possibile i fattori cibo, sport e sonno ai ritmi circadiani. Di seguire una terapia naturale della luce se soffrono di insonnia o disturbi dell'umore. Di non sottovalutare il loro stato di benessere psicologico e fisico. Non date la salute per scontata. Esistono professionisti in ogni settore. Fatevi consigliare. Fatevi aiutare. Prevenite per non dover curare.

A tutti, prestate attenzione al vostro sonno. È la culla da dove tutto ha inizio e tutto dipende.

La mattina, appena svegli, aprite gli occhi, fate tre bei respiri profondi e domandatevi: come sto? Ho dormito bene? Ho ancora sonno? Ho fame?

Ascoltatevi e con molta onestà datevi una risposta.

Svegliarsi al mattino con la consapevolezza di aver dormito un sonno profondo e di stare bene, dovrebbe essere la regola, non l'eccezione.

Svegliarsi al mattino avendo energie e appetito, dovrebbe essere la regola, non l'eccezione.

Svegliarsi al mattino e stare bene, sentirsi di buon umore, grati di essere vivi, dovrebbe essere la regola, non l'eccezione.

Sempre. Tutti i giorni.

Ogni scelta deve passare per una consapevolezza. Sii consapevole che da questa sera potresti riscrivere la storia dei tuoi risvegli e delle tue giornate.

Ora fai un bel respiro.

Probabilmente è più tardi del solito, ma domani andrai a letto prima.

Spegni la luce.

Domani è un altro giorno.

Buona notte e buon risveglio.

Ringraziamenti

Ringrazio la *luce* e il *buio* che ci permettono di vivere in armonia con la *Natura* e l'*Universo*.

La mia curiosità e il bisogno di cambiare, sono state alleate indispensabili per poter ottenere risultati concreti in termini di salute estetica, biologica ed energetica, ma non sarei riuscita ad affrontare questo viaggio da sola. Per questo motivo il mio grazie più sincero va a mio marito Grayson, ai miei piccoli grandi figli che, ogni giorno, mi rendono più ricca.

Marilena Bonacci, grazie per la meticolosa correzione del testo. Hai reso questo libro ancora più bello con i tuoi preziosi consigli. Sei una grande professionista ma soprattutto un'amica sincera. Ti voglio bene.

Grazie alla mia mamma e al mio papà. Sono e rimarranno il mio riferimento per la vita.

Grazie ai miei splendidi angeli custodi: Angelo, Gianmarco e Viviana. La vostra presenza per me è come l'aria e l'ossigeno.

I miei amici. Senza voi mi sentirei persa.

Dedico questo libro ad ogni lettore che cerca risposte per migliorare la qualità della propria vita.

A te va il mio incoraggiamento al cambiamento e l'augurio più sincero di dormire, sempre, sogni sereni e profondi.

Geena Rivera

Rimani aggiornato sulle mie pubblicazioni e segui la mia pagina ufficiale!

https://www.amazon.it/~/e/B08CZC7GBJ

Bibliografia

1. D'Ortous de Mairan, J.-J. Histoire de l'Académie royale des sciences ... avec les mémoires de mathématique & de physique... tirez des registres de cette Académie. (Imprimerie de Du Pont (Paris), 1729)

2. Halberg, F. et al. Transdisciplinary unifying implications of circadian findings in the 1950s. J. Circadian Rhythms 1, 2 (2003)

3. Menaker, M. Circadian clocks: 50 years on. Cold Spring Harb. Symp. Quant. Biol. 72, 655–659 (2007)

4. Chovnick, A. & Biology, C. S. H. S. on Q. Biological Clocks: (5.-14. June, 1960). (Biological Laboratory, Long Island Biological Ass, 1960)

5. https://www.treccani.it/enciclopedia/ritmo-circadiano/

6. King DP, Zhao Y, Sangoram AM, Wilsbacher LD, Tanaka M, Antoch MP, Steeves TD, Vitaterna MH, Kornhauser JM, Lowrey PL, Turek FW, Takahashi JS (May 1997).

https://www.ncbi.nlm.nih.gov/pmc/articles/PMC3815553/

7. Klein DC, Moore RY, Reppert SM (eds): Suprachiasmatic nucleus. Oxford University Press, New York, 1991.

8. Weaver DR: The suprachiasmatic nucleus: a 25-year retrospective. Journal of Biological Rhythms, 13, 100-112, 1998.

9.http://www.sapere.it/enciclopedia/Erspamer%2C+Vittorio.html

10. Defining the Independence of the Liver Circadian Clock, Cell, 2019. https://www.fondazioneveronesi.it/magazine/articoli/cardiologia/i-nostri-organi-hanno-orologi-biologici-indipendenti.

11. Abbott S.M. et al. Health implications of sleep and circadian rhythm research in 2017. The Lancet neurology Vol 17 January 2018.

12. Hatori M. et al. Time-restricted feeding without reducing caloric intake prevents metabolic diseases in mice fed a high-fat diet. Cell Metab. 2012 Jun 6;15(6):848-60.

13. Starbene-30/04/2018, Pag. 12 N.20 - 1 maggio 2018